AF706753

Sebastian Kneipp

kleine bayerische biografien

herausgegeben von
Thomas Götz

CHRISTIAN FELDMANN

Sebastian Kneipp

Der fünfzehnte Nothelfer

»Ich habe nichts gesucht oder getan,
als wozu mich die eigene Not
und das Mitleid mit den Leidenden
getrieben hat«

Sebastian Kneipp

Verlag Friedrich Pustet
Regensburg

kleine bayerische biografien

Biografien machen Vergangenheit lebendig: Keine andere literarische Gattung verbindet so anschaulich den Menschen mit seiner Zeit, das Besondere mit dem Allgemeinen, das Bedingte mit dem Bedingenden. So ist Lesen Lernen und Vergnügen zugleich.

Dafür sind gut 100 Seiten genug – also ein Wochenende, eine längere Bahnfahrt, zwei Nachmittage im Café. Wobei *klein* nicht leichtgewichtig heißt: Die Autoren sind Fachleute, die wissenschaftlich Fundiertes auch für den verständlich machen, der zwar allgemein interessiert, aber nicht speziell vorgebildet ist.

Bayern ist von nahezu einzigartiger Vielfalt: Seine großen Geschichtslandschaften Altbayern, Franken und Schwaben eignen unverwechselbares Profil und historische Tiefenschärfe. Sie prägten ihre Menschen – und wurden geprägt durch die Männer und Frauen, um die es hier geht: Herrscher und Gelehrte, Politiker und Künstler, Geistliche und Unternehmer – und andere mehr.

Das wollen die KLEINEN BAYERISCHEN BIOGRAFIEN: Bekannte Personen neu beleuchten, die unbekannten (wieder) entdecken – und alle zur Diskussion um eine zeitgemäße regionale Identität im Jahrhundert fortschreitender Globalisierung stellen. Eine Aufgabe mit Zukunft.

DR. THOMAS GÖTZ, Herausgeber der Buchreihe, geboren 1965, studierte Geschichte, Germanistik und Philosophie. Er lehrt Neuere und Neueste Geschichte an der Universität Regensburg und legte mehrere Veröffentlichungen, vor allem zu Stadt und Bürgertum in Bayern und Tirol im 18., 19. und 20. Jahrhundert, vor. Darüber hinaus arbeitet er im Museums- und Ausstellungsbereich.

Inhalt

Prolog: Der fünfzehnte Nothelfer

Wörishofen im Allgäu, 1890. Noch ist der kleine schwäbische Flecken kein Weltbad, aber man zählt bereits zehntausend Kurgäste im Jahr. Da eilt wie ein Lauffeuer die Schreckensnachricht durch das Dorf: Ein alter Knecht, schwermütig und seines harten Lebens müde, hat sich erhängt!

In Wörishofen hat es so ein Drama seit Menschengedenken nicht gegeben. Wie wird die Obrigkeit reagieren, die staatliche Behörde und vor allem der Pfarrer? Es ist ja erst ein paar Jahrzehnte her, dass unter König Max I. die drakonischen Strafen für Selbstmord abgeschafft worden sind. Ein verhältnismäßig liberales Strafgesetzbuch hat den alten Codex Juris Bavarici Criminalis von 1751 ersetzt, der bei Freitod kein Pardon kannte: »Fürsetzliche Selbst-Entleibung«, hieß es hier, »wird mit Confiscation des dritten Theils der Erbschaft gestrafft, und soll der todte Cörper durch den Scharfrichter unter dem Galgen vergraben werden.«

Doch die aus aller Herren Länder zusammengeströmten Kurgäste erleben ein Wunder: Ein langer Trauerzug begleitet den armen Kerl zum Friedhof, hinter dem Sarg gehen Bauern und Dienstboten, Ordensfrauen und Geschäftsleute. An der Spitze schreitet ein Hüne im liturgischen Gewand, das Birett fest auf den mächtigen Bauernschädel gedrückt, die Lippen trotzig aufeinandergepresst, unter den buschigen Augenbrauen blitzen grundgute Augen hervor. Und dann hält der neunundsechzigjährige Pfarrer Sebastian Kneipp dem in Verzweiflung aus dieser Welt Geschiedenen eine so liebevolle, mitfühlende Grabrede, dass die alten Bäuerinnen und Mägde in Tränen ausbrechen und ein protestantischer Kurgast bekennt, diesem Priester würde er am liebsten die Hände küssen.

So war er, der Dorfpfarrer Kneipp, knorrig und derb, meist ein wenig mürrisch, das goldene Herz hinter einem brummigen Gehabe versteckend, erzkonservativ in seinem Weltbild, altmodisch im Lebensstil, autoritär gegenüber seinen Pfarrkindern – und tief in seiner Seele verletzlich und voller Liebe,

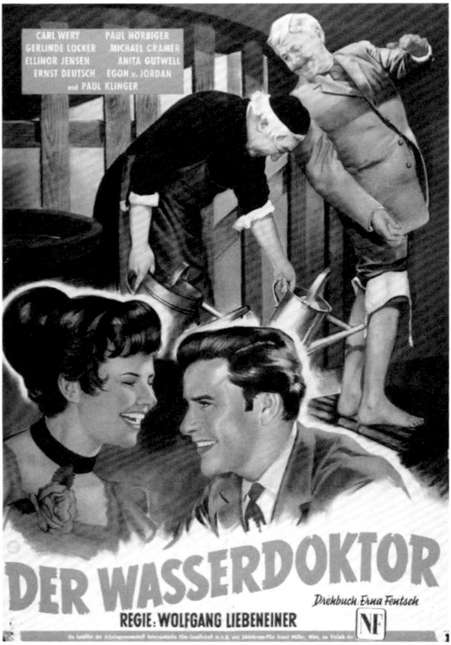

Rührstück mit Starbesetzung: In Wolfgang Liebeneiners Film »Der Wasserdoktor« spielten 1958 Carl Wery als Pfarrer Kneipp, Paul Hörbiger als Erzherzog Joseph von Österreich-Ungarn (der tatsächlich zu Kneipps Patienten zählte) und Ernst Deutsch als Papst Leo XIII. – Filmplakat, 1958.

hilfsbereit bis zur Naivität, unhöflich gegen aufgeblasene Prominente und demütig im Umgang mit den kleinen Leuten.

Sebastian Kneipp: der schwarzgallige Querkopf, der sich von keinem Bischof vorschreiben lässt, wo Gottes Barmherzigkeit ihre Grenze findet, und von keinem neidischen Mediziner oder beckmesserischen Beamten, welchem schmerzgequälten Mitmenschen er helfen darf und welchem nicht.

Sebastian Kneipp: der bezaubernde Menschenfreund, der unendlich behutsam den Verband über dem furchtbar entstellten Gesicht einer Aussatzpatientin lüftet oder zärtlich wie ein guter Vater ein lungenkrankes Kind streichelt.

Im weißblauen Heiligenhimmel spielen die »Vierzehn Nothelfer« immer schon eine wichtige Rolle. Bayerische Katholiken sind überzeugt, dass es zwischen irdischer Christenheit und den Vollendeten in der Welt Gottes ein aus Erinnerung, Liebe und Vertrauen gewebtes Band gibt. (Solche Vorbilder im Glauben schätzen natürlich auch die Protestanten, die den unbefangenen Kult vergangener Jahrhunderte nicht so mögen.) Die Märtyrerin Barbara und den Drachentöter Georg, die Bischöfe Blasius und Dionys und die Königstochter Katharina, den Riesen und Fährmann Christophorus und Vitus, der mit zwölf Jahren für seinen Glauben starb – zu einer Vierzehner-Galerie hat man sie deshalb zusammengefasst, weil die Sieben als heilige Zahl gilt und die doppelte Sieben erst recht die Vollkommenheit symbolisiert. Bis auf den heutigen Tag erzählt ihre Verehrung von menschlicher Hilfsbedürftigkeit und Verzweiflung – und von der Kraft des Glaubens und einer sich tapfer aufbäumenden Hoffnung. Der gute Pfarrer Kneipp hat es weiß Gott verdient, dieser himmlischen Hilfskompanie als Nummer fünfzehn beigezählt zu werden.

Denn mehr als hundert Jahre nach seinem Tod sind die Ideen des kantigen Patriarchen von einer aufregenden Frische. Sein Bemühen, den ganzen Menschen mit Leib und Seele in den Blick zu bekommen, die falsche Lebensweise zu verändern und nicht nur an Symptomen herumzukurieren, trifft sich mit der modernen Kritik an der Apparatemedizin. Kneipp sah in der Krankheit mehr als eine reparaturbedürftige Störung im Körpermechanismus und meinte, der Kranke brauche weniger einen Mechaniker und Spezialisten für das eine oder andere Organ, sondern jemanden, der ihm Barmherzigkeit erweise. Ziel der Behandlung war die Heilung des ganzen Menschen und das Gespräch über Lebensumstände oder Seelenängste deshalb genau so wichtig wie eine gute Medizin.

Abhärten, Gesundheit trainieren, die eigenen Heilkräfte im Menschen stärken, eine naturgemäße Lebensweise mit viel Bewegung und ausgewogener Ernährung – mit diesem zeitlosen Rezept ist Kneipp tatsächlich zum Nothelfer einer von zahllosen Zivilisationskrankheiten geplagten Menschheit geworden.

»Ich bin hart am Bettelsack geboren«

1 Ein Weberbub, der unbedingt studieren will

Das armselige Weberhäusle, in dem Sebastian Kneipp am 17. Mai 1821 zur Welt kam, stand auf einer kleinen felsigen Anhöhe in Stephansried bei Ottobeuren. Zwei Kammern, eine enge Küche, ein windschiefer Stall für die paar Stück Vieh, das war der ganze Besitz der siebenköpfigen Familie. Vier Schwestern hatte der »Baschtl«, wie man ihn nannte: Als sein Vater Xaver nach abgeleistetem Militärdienst die einige Jahre ältere Witwe Rosina Schalber heiratete, brachte sie Magdalena und Maria in die Ehe mit, später kamen Viktoria, Sebastian und Theresa dazu.

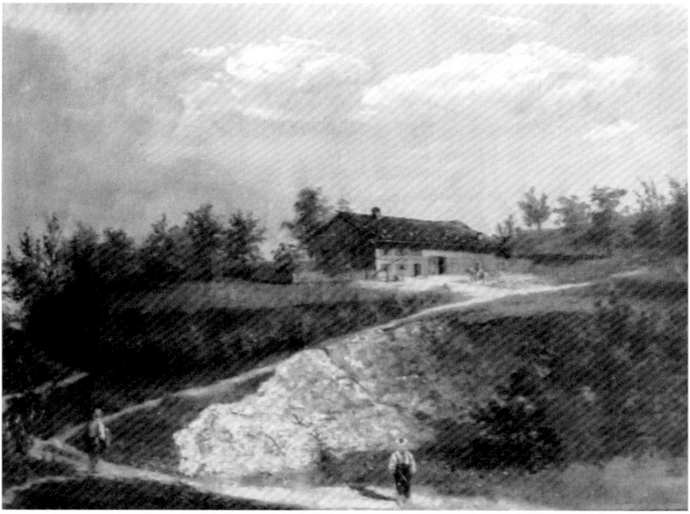

Sebastian Kneipps Geburtshaus in Stephansried. – Zeitgenössisches Gemälde, möglicherweise aus der Erinnerung, denn das Haus brannte an Kneipps 21. Geburtstag 1842 ab.

Eine Region im Umbruch: Das Allgäu im 19. Jahrhundert

Man war noch nicht lange bayerisch in Ottobeuren und Umgebung – Sebastian Kneipps Eltern waren eben erst zu Untertanen des in München residierenden Königs geworden. Bayerisch-Schwaben setzte sich seit der napoleonischen Flurbereinigung aus vielen kleinen und kleinsten weltlichen oder geistlichen Territorien zusammen, die vor 1803 noch dem Kaiser in Wien unterstanden. Nun mussten sich evangelische Reichsstädter aus Nördlingen oder Memmingen mit den katholischen Untertanen des Augsburger Fürstbischofs zusammenfinden. Unterhalb dieser gesamtbayerischen Integration leben kleinräumige Identitäten bis heute fort.

Der wirtschaftliche Strukturwandel erfasste vor allem das Allgäu, eine bitterarme Region, wo viele Bauern traditionell im Nebenerwerb Flachs anbauten – der im Sommer blau blühte, den Rohstoff für die Leinenproduktion bildete und dem Landstrich seinen Charakter verlieh. Die Konkurrenz der billigeren Baumwolle stürzte die Leinenweberei in eine tiefe Krise, gefolgt von Armut, Hunger und Auswanderung. Eisenbahnausbau, immer günstigeres Importgetreide, Bevölkerungswachstum und steigende Nachfrage nach Milchprodukten und Fleisch in den Ballungsgebieten machten die Viehhaltung lukrativer. Im späten neunzehnten Jahrhundert wurde das vordem blaue Allgäu immer »grüner«. Mit Emmentaler, Limburger und Camembert erwirtschafteten groß- und mittelbäuerliche Betriebe neuen Wohlstand. Kempten, das Zentrum der Allgäuer Milchwirtschaft, und sein bäuerliches Umland bildeten zu dieser Zeit zugleich eine Hochburg des deutsch-national orientierten Liberalismus – über dessen antiklerikale Attitüde der fromme Kneipp gewiss nicht erfreut gewesen sein dürfte.

Stephansried, an einem Bergabhang gelegen und von dichten Fichten- und Buchenwäldern umgeben, ist ein wunderschöner Platz, der die Reize des grünen Tals mit denen einer Berglandschaft vereint. Doch das Hochgebirge ist nicht weit weg, das Klima entsprechend rau mit starken Winden. Die Bauern müssen sich tüchtig anstrengen, um dem kargen Boden einen ausreichenden Ertrag abzugewinnen, heute wie zu Kneipps Zeiten. Es waren recht bescheidene Lebensbedingungen damals, und die meisten konnten nicht mehr als ein einfaches Häuschen mit wenigen Kühen und Schweinen ihr eigen nennen.

> *Mein Vater, ein armer Weber, und meine Mutter, eine arme Webersgattin, hatten mit Not und Elend zu kämpfen genug, weil die Kriegsjahre vorausgegangen waren und das Jahr der Teuerung. Ich habe oft sagen hören: »Wir haben gemeint, du stirbst, jetzt haben wir dich auch noch aufziehen müssen.«*
>
> *Kneipp vor Wörishofener Kurgästen bei einem Ausflug in sein Heimatdorf, 1894*

> *Wer nicht arm geboren und nicht arm erzogen ist, wird nie recht erfassen das Schicksal, das den Armen trifft. Wer nicht mit den ganz Armen gegessen hat, kennt die Kost der Armen nicht.*
>
> *Kneipp: Aus meinem Leben, 1891*

Vater Xaver, der einfache Leineweber, muss ein hochbegabter Autodidakt gewesen sein. Er las viel über Geschichte und Geographie, und wer von den Dorfbewohnern mit einer Behörde oder gar dem Gericht zu tun bekam, ging vertrauensvoll zum alten Kneipp, um sich eine »Schrift« aufsetzen zu lassen.

Von schlichterem Gemüt war die Mutter; »sehr scharf« sei sie gewesen, notiert Sebastian mit betonter Distanz. Von mütterlicher Wärme, gar von feinem Humor ist nie die Rede in seinen spärlichen Erinnerungen, dafür um so mehr von schroffen Standpauken: Als es der kleine Baschtl einmal wagte, beim Abendessen eine Kartoffel in das Salzfass zu tunken, dessen sich nur die Erwachsenen bedienen durften, da fing er sich von der empörten Mutter eine Ohrfeige und die Erklärung ein, das Salz zur Mahlzeit müsse er sich erst noch verdienen!

Wir wissen nicht viel von Sebastian Kneipps Kindheit. Das Amt des Lehrers versah im winzigen Stephansried mit seinen vierzehn Haushaltungen der Schuster Bernhard Zettler, ein durchaus gebildeter Mann. Von der Dorfschule beim braven Schuster Zettler und von der »Feiertagsschule«, zu der er eine Wegstunde nach Ottobeuren wandern musste – im Sommer barfuß, um das kostbare Schuhwerk zu schonen –, brachte der Baschtl gute Zeugnisse nach Hause. Meister Zettler bescheinigte ihm »sehr viele geistige Anlagen« und »großen Fleiß in und außer der Schule«. Und in Ottobeuren urteilte man über den Buben, der sich später so gern als mürrischer Kauz geben sollte: »Besonders zu loben an ihm sind seine Artigkeit und Höflichkeit.«

Frei und glücklich fühlte sich Sebastian in der Ferienzeit. Die war für die Kinder auf dem Land zwar auch mit harter Arbeit verbunden, weil sie ihren Eltern bei der Getreide-, Heu- und Kartoffelernte helfen mussten, aber den Baschtl schickten die Stephansrieder Bauern mit Vorliebe zum Viehhüten. Das konnte er, und es machte ihm riesigen Spaß, mit seiner kleinen Herde durch das Hügelland zu ziehen, die Beine in ein lustig plätscherndes Gebirgsbächlein baumeln zu lassen und sich mit den anderen Hüterbuben einen Wettstreit im Jodeln zu liefern. So habe er seine Stimme fürs Predigen stark gemacht, berichtete er später nicht ohne Stolz.

Unruhige Zeiten

Um 1830, als Sebastian Kneipp die Dorfschule besucht, endet die spanische Kolonialherrschaft in Lateinamerika, erklärt Griechenland seine Unabhängigkeit von der Türkei, bekommt Frankreich seinen »Bürgerkönig«, bilden sich in den USA die Parteien der Demokraten und der Republikaner, revoltieren die Arbeiter in Lyon, erhält Sachsen eine Verfassung, wird die Gründung des Deutschen Zollvereins vorbereitet. Goethe schreibt seine letzten Werke, Eichendorff und Heine beflügeln die Romantik. Caspar David Friedrich, Goya und Delacroix malen. Der taube Beethoven hat gerade seine neunte

Symphonie komponiert, Carl Maria von Weber den »Freischütz« auf die Opernbühne gebracht, Schubert seine Lieder geschrieben. In Karlsruhe wird die erste deutsche Technische Hochschule gegründet, zwischen Liverpool und Manchester fährt eine Eisenbahn mit damals sensationellen 45 Stundenkilometern.
In Bayern, seit 1818 Verfassungsstaat, beginnt die Industrialisierung; mit Franken und Schwaben, die erst 1803 zum Kurfürstentum Bayern gekommen sind, hat das Land viele Gewerbebetriebe – vor allem in Nürnberg und Augsburg – dazugewonnen. Das Straßennetz wird ausgebaut. 1825 hat in München der anfangs erstaunlich liberale König Ludwig I., ein Freund der Künste und der Kirche, die Herrschaft angetreten und begonnen, die Staatsschulden nach den napoleonischen Kriegen weiter abzubauen. München löst Landshut als Universitätsstadt und – in Kneipps Geburtsjahr 1821 – Freising als Bischofssitz ab. Gesellschaftlich rumort es: Frühliberale, auf Verfassungsausbau und Rechtsstaat zielende Bestrebungen kulminieren im Hambacher Fest 1832. Der immer konservativere Ludwig I. und der vom österreichischen Staatskanzler Metternich beherrschte Deutsche Bund reagieren mit verschärften Repressionen.

IN SEIN BETT SCHNEIT ES HEREIN, UND SATT WIRD ER NIE

Viel schlimmer erschien dem Baschtl die Winterszeit. Da musste er hinunter in den engen, feuchten Keller, um dem Vater beim Weben zu helfen. Den Webstuhl kann man im Wörishofener Dominikanerinnenkloster heute noch bestaunen: ein gigantisches Marterinstrument mit unförmigen Trittleisten und einem schweren Garnbaum. Welche Ausdauer und Fingerfertigkeit, welch lange Übung waren nötig, um die Kettfäden akkurat durch die Litzen ziehen und in der richtigen Spannung halten zu können, das Webgeschirr gleichmäßig auf- und niederzubewegen und das Schiffchen mit dem Querfaden zum rechten Zeitpunkt in die Öffnung der Kettfäden zu werfen!

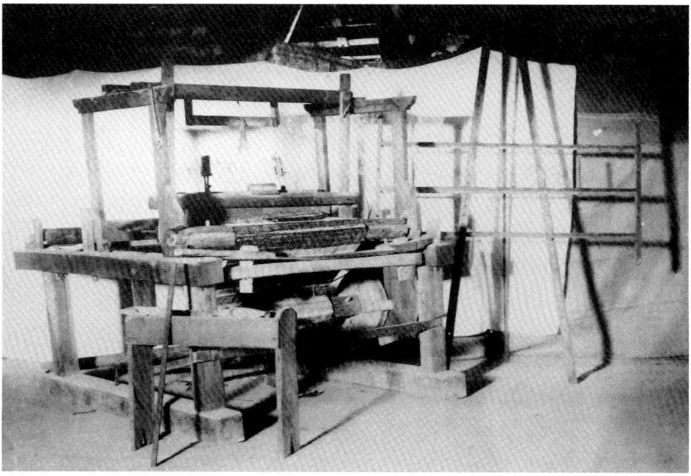

An so einem Webstuhl arbeitete der junge Sebastian Kneipp »wie der Hund an der Kette«. – Zeitgenössisches Foto.

Die Handweberei war ein mühsames Geschäft –

– als die mechanischen Webstühle und die Webautomaten noch nicht erfunden waren: Die auf einer breiten Walze, dem »Kettbaum«, aufgewickelten Kettfäden liefen straff gespannt nach vorn zum »Zeugbaum«. Zwischen Kettbaum und Zeugbaum waren Holzrahmen mit senkrechten Schnüren gespannt, durch deren Ösen die Kettfäden geführt wurden.

Wenn der Weber diese Holzrahmen, indem er die Trittleiste betätigte, abwechselnd hob und senkte, bildeten die Kettfäden ein Fach, durch das der sogenannte »Schütze« mit einem Querfaden getrieben werden musste. Eine pendelnd aufgehängte Lade mit dem »Weberkamm« – wiederum ein Rahmen mit senkrecht angebrachten Stahlstäbchen – öffnete sich wie ein Maul, schlug die Stahlstäbe wie kleine Zähne um den Querfaden und die Kettfäden und presste das Gewebe fest zusammen, jedes Mal ein winziges Stück Stoff mehr, bis das Tuch Gestalt annahm.

Die Kneipps in Stephansried bemühten sich redlich und kamen doch auf keinen grünen Zweig. Bis in die Nacht hinein klapperte der Webstuhl. Aber mit einer fertigen Elle waren gerade sechs Kreuzer zu verdienen – und das Garn dafür hatte doch schon mehr als drei Kreuzer gekostet! Mehr als zehn Ellen konnte kaum einer weben, was abzüglich Garnkosten dreißig Kreuzer ergab – und für ein Brot von fünf Pfund für die große Familie musste man achtzehn Kreuzer hinlegen.

Eine behütete Kindheit gab es für Buben wie den Baschtl nicht. In den sogenannten »Physikatsberichten«, die das königliche Innenministerium Mitte des 19. Jahrhunderts von den bayerischen Amtsärzten anforderte, ist für den Regierungsbezirk Schwaben immer wieder dieselbe Klage zu lesen: Kinder und junge Leute würden als billiger Dienstbotenersatz zu schwerer Arbeit verwendet und damit in ihrer körperlichen Entwicklung behindert; Skelettverkrümmungen und noch mehr solcher gesundheitlichen Dauerschäden seien die Folge.

»Ich habe den Bettelsack nie getragen, aber ich bin hart daran geboren«, bekannte Pfarrer Kneipp in seinen späteren Jahren mit einem Anflug von Bitterkeit. Weil im Weberhäusle drangvolle Enge herrschte, musste der Baschtl auf dem Dachboden schlafen, wo sich im Sommer die Hitze staute und im Winter der Schnee durch die Dachschindeln drang. Wenn er frühmorgens aufwachte, veranstaltete er manchmal Schneeballschlachten mit den Geschwistern, so dick lagen die weißen Flocken auf dem alten Mantel, der ihm als Bettdecke dienen musste.

Und erst die karge Bauernkost! »Ich hätte alleweil noch essen können, wenn ich vom Tisch aufgestanden bin«, erzählt er aus seiner Jugend. »Satt bin ich nur an Kirchweih geworden.« Wenn es ihm einmal gelungen sei, an das von der Mutter streng gehütete Brot zu kommen und sich eine Scheibe abzuschneiden, habe er sie eilig hinuntergeschlungen, »bevor die Mutter ebbes gemerkt hat«.

Was werden sie schon bekommen haben, die Kneipp-Kinder im armen Weberhäusle? Zum Frühstück eine Brotsuppe, um zehn Uhr Kartoffeln und im besten Fall etwas abgerahmte Milch, mittags Sauerkraut, Rübenkraut, Saubohnen, an besonders guten Tagen geröstete Spätzle, Dampfnudeln oder den »Kratzat«, eine Art Schmarrn aus Hafermehl, Wasser und ein bisschen Schmalz. Im Sommer stattdessen Kopfsalat, Gurken, Rettich. Nachmittags gab es Weißbier, bisweilen auch saure Milch mit Brot, abends wieder Brotsuppe oder Brennsuppe und Kartoffeln. Fleisch kam nach Auskunft der »Physikatsberichte« nur an einigen wenigen Feiertagen auf den Tisch. Frisches Obst kannte der ländliche Speisezettel überhaupt nicht.

»WIR HABEN KEIN GELD ZUM STUDIEREN!«

Der Baschtl war ein fleißiger, anstelliger Arbeiter, aber er hatte einen Hang zum Träumen und entwickelte früh jenen ausgeprägten Eigensinn, der zu einer starken Persönlichkeit gehört. Er verstand, dass sein Vater einen tüchtigen Gehilfen brauchte – und fand doch immer weniger Gefallen an der Plackerei im feuchten, düsteren Webkeller.

> *Mit elf Jahren musste ich in den Keller, um die Weberei einzuüben, und mit zwölf Jahren musste ich täglich fünf Ellen Leinwand weben, wozu ich von morgens früh bis abends brauchte. Neben der Weberei unterrichtete der Vater mich im Kopfrechnen; viele hundert Rechnungen wurden gemacht. In mir war kein Drang für die Weberei, sondern das Verlangen, »geistlich« zu werden, und wenn ich meinen Eltern mitteilte, ich möchte studieren, und sie bat, man möchte mich studieren lassen, so war gewöhnlich die Antwort: »Wir haben kein Geld und wollte dich unser Herrgott zum Studenten, so hätte er uns auch Geld gegeben.«*
>
> *Kneipp: Aus meinem Leben, 1891*

Sebastian muss auch gespürt haben, wie die Schufterei im Webkeller seine Gesundheit zerstörte. Feucht musste das Gewölbe gehalten werden, damit das Garn nicht zu spröde wurde und der Faden nicht riss; gleichzeitig entstand durch die ständige rhythmische Bewegung des Webstuhls eine Menge Staub. Feuchtigkeit und Staub zusammen bescherten dem Buben einen chronischen Luftröhrenkatarrh, der sich zu einem lebensbedrohlichen Lungenleiden auswachsen sollte – ein Schicksal, das er mit vielen Webersleuten teilte. In den »Physikatsberichten« für die Regierung beklagt ein Dr. Höger aus Neuburg an der Donau das »kränkliche Aussehen« und den »engen Brustbau« jener Arbeiter, die schon in früher Jugend zu einer sitzenden Lebensweise in den Webanstalten verdammt worden seien, ohne frische Luft und den kalkhaltigen Ausdünstungen von Schafswolle und Kälberhaar ausgesetzt.

Der siebzehnjährige Sebastian Kneipp erschrak über seinen eigenen Zustand, als ihn ein fremder Knecht für den Bruder seines Vaters hielt. »So sah ich im allgemeinen zehn bis 15 Jahre älter aus, als ich wirklich war.« Wenn er dann aber seinen Vater fragte, warum er denn dauernd so viel Schleim aushusten müsse, meinte der nur beschwichtigend, ach was, »die Weber spucken alle viel!«

Eigenartigerweise hat er sich nie darüber ausgelassen, ob er von Anfang an den Priesterberuf im Sinn oder auch einmal ein anderes Studium in Erwägung gezogen hatte. Erst auf dem Sterbebett, vier Tage vor seinem Tod, enthüllte er ein für moderne Christenmenschen höchst befremdliches, ja erschreckendes Motiv für seine Berufswahl:

> *Ich war immer ein ängstlicher Mensch, und zwei Dinge habe ich immer gefürchtet, speziell in meiner Jugend: erstens die Rute, weil die weh tat, und zweitens die ewige Verdammnis; und um beidem zu entgehen, wollte ich alle möglichen Mittel anwenden. Es sagte mir nun klar eine innere Stimme: Willst du der Hölle entgehen, so werde Priester. Dies aber geschah zuerst, da ich noch ein kleiner Knabe war. Und seit der Zeit verließ mich dieser Gedanke nicht mehr, und ich war einzig und allein von dem Wunsche beseelt, Priester zu werden.*

»ICH WAR WIE DER HUND AN DER KETTE«

Eines Tages nahm Sebastian seinen ganzen Mut zusammen und wanderte nach Ottobeuren hinüber, zum Kaplan Michael Ziegler, der in Stephansried bisweilen eine Messe las. Händeringend bat er ihn, seine Eltern zu bewegen, ihn doch studieren zu lassen! Tatsächlich schaute dieser Ziegler, ein hölzerner, unfreundlicher Mensch, bald darauf im Weberhäusle vorbei. Sein niederschmetternder Rat lautete: »Könnt ihr eurem Sohn zweitausend Gulden geben, dann lasst ihn studieren, wenn ihr das Geld nicht habt, auf keinen Fall. Ich habe auch so arm zu studieren angefangen und weiß, was man ausstehen muss; ich würde es keinem raten.«

Woher so viel Geld nehmen? Selbst wenn der Vater das Haus verkauft hätte, rechnete Sebastian aus, hätte das gerade vierhundert bis tausend Gulden eingebracht.

> *Wir waren fünf Kinder und auf diesem Anwesen lasteten noch Schulden; dadurch war über mich der Stab gebrochen und es hieß: »Fleißig in den Keller, fleißig weben und – Studieren aus dem Kopfe lassen!« – So urteilen die Menschen und vergessen oft, dass der Beruf nicht Menschen-, sondern Gottessache ist, dem es allein zusteht, zu bestimmen, in welchem Berufe jeder auf dieser Welt seine Aufgabe lösen soll. Von Monat zu Monat ward in mir der Drang und das Verlangen größer und ich war nicht mit Freude und Lust am Webstuhle, sondern wie der Hund an der Kette; habe aber im Gehorsam gegen meine Eltern täglich meine fünf, später sieben bis acht Ellen Tuch gearbeitet.*
>
> *Kneipp: Aus meinem Leben, 1891*

Doch der »borschtige Bua«, wie sie den Sturkopf auf Allgäuerisch nannten, hatte längst beschlossen, sich sein Studium zu erkämpfen, koste es, was es wolle. Manchmal lag er auf einer Waldlichtung im Moos und zermarterte sich sein glühendes Hirn: Woher das Geld nehmen? Wo einen Helfer finden, der das Unmögliche möglich machte? Wie den Himmel zu einem Wunder zwingen? Wenn ihm niemand unter die Arme greifen wollte, musste er sich eben selbst so viel Geld erarbeiten, um zumindest den Beginn eines Studiums finanzieren zu können.

Mit Erlaubnis seines erstaunten Vaters verdingte sich der Baschtl zur Erntezeit als Tagelöhner und Knecht. Wobei er nützliche Fertigkeiten erlernte wie das Korbflechten und die Bienenzucht. Als im kleinen Stephansried eine Schule gebaut werden sollte, war er der erste, der sich als Maurergehilfe anbot. Die schwere Arbeit beim Erdaushub und Steineschleppen drückte ihm schier das Kreuz ab, doch Sebastian ließ sich nicht unterkriegen, der Gedanke ans Studieren trieb ihn an wie ein unsichtbarer Aufseher mit der Peitsche.

Er knauserte mit jedem Heller – und hatte nach einem Jahr glücklich zwanzig Gulden zusammengespart. An den Sonntagen trabte er ruhelos zu sämtlichen Pfarrhäusern der Umgebung, um einen Lehrer zu finden, der ihn auf die Geheimnisse höherer Bildung vorzubereiten vermochte. Dutzende Male sagte er sein Sprüchlein auf, flehte Kapläne, Pfarrherren, Ruhestandspriester um Hilfe an, wurde abgewiesen, ausgelacht, angeschrien. Es sei gewesen, als ob sie sich alle miteinander gegen ihn verschworen hätten!

Ein weiteres Jahr verbissener Schufterei, und Baschtl hatte fünfzig kostbare Gulden in seiner Reisekasse – und so nebenbei ein paar gute Hemden und Bettwäsche für die bevorstehende große Reise selbst gewebt. Irgendwann im Jahre 1839, er war achtzehn, hielt er das Warten nicht mehr aus: Nachts um ein Uhr sprang er aus dem Bett, zog sich an und eröffnete den entsetzten Eltern, er gehe jetzt auf der Stelle nach Kempten und suche sich einen Studienplatz. Tatsächlich zeigte sich dort ein Schulrektor nach endlosen Diskussionen bereit, den Lernbegierigen aufzunehmen – unter der Bedingung, dass der Vater sein Einverständnis erkläre. »Abends sechs Uhr war ich wieder zu Hause – meine Reise war vergebens, weil ich vom Vater kein Zeugnis bekam.«

Beschämt nahm Sebastian die Herkulesarbeit im Webkeller und auf dem Acker wieder auf – und träumte unverdrossen weiter von einem Paradies, über dessen Tor die leuchtende Inschrift prangte »Land der Wissenschaft«. Nach dem dritten Erntesommer hatte er siebzig Gulden gespart, wohl verwahrt in einer kleinen Geldkassette unter dem Dach. Im Alter von 21 Jahren – die Mutter war plötzlich an einem Blutsturz gestorben, und er hatte genug Fertigkeiten erworben, um sich als Webergeselle auf die Wanderschaft zu machen – fasste der zähe Träumer erneut den Entschluss, in die Fremde zu ziehen und irgendeinen Priester ausfindig zu machen, der mit ihm das Studium beginnen würde. »Alles war fix und fertig, im Juni wollte ich fort.«

VERBRANNTE HOFFNUNGEN

Am 17. Mai 1842 feiert Sebastian seinen einundzwanzigsten Geburtstag – nur noch wenige Wochen bis zur Reise ins Glück! Da gellt abends der Ruf »Feuer!« durch Stephansried. Irgendwo unten am Berg brennt ein Gehöft, und der stürmische Wind trägt die Funken von Dach zu Dach. Bald stehen dreizehn von den vierzehn Häusern des Dörfchens in Flammen. Die verzweifelten Menschen haben nur Eimer und eine einzige Trinkwasserquelle zum Löschen; eine mit Spritzenwagen und Schläuchen ausgerüstete Freiwillige Feuerwehr gibt es noch nicht, geschweige denn eine moderne Löschtechnik mit Trockenpulver und Schaumkanonen. Ganz Stephansried brennt in dieser Nacht ab bis auf ein einziges Gebäude.

Der Baschtl rennt aus dem Webkeller hoch, als er die Schreie hört und den Flammenschein sieht. In aller Eile treibt er die Kühe und die Ziege aus dem Stall, rennt nach einem Eimer. »Ich war allein mit einer Schwester zu Hause«, berichtet er später, »entfernte wohl aus dem Hause, was mir möglich war, hatte aber nur eine einzige Viertelstunde Zeit dazu.«

Die siebzig sauer verdienten Gulden kann er noch aus seiner Dachkammer holen; unten im Hausgang legt er sie ab und läuft erneut die Treppe hoch, um den Reisekasten mit seiner Wäsche in Sicherheit zu bringen. Doch die sperrige Kiste verklemmt sich in der engen Dachluke. Während über ihm die morschen Schindeln prasselnd vom Dach stürzen und links und rechts die Holzbalken zu brennen beginnen, zieht und zerrt Sebastian hilflos an dem eingezwängten Ungetüm.

Vergeblich. Gleich wird die Stiege in Flammen stehen und der Weg ins Freie versperrt sein, die Schwester ruft schon in höchster Angst nach dem verbissen arbeitenden Bruder. Sebastian muss sein bisschen Hab und Gut im Stich lassen, er stürmt die Treppe hinunter – und vergisst in seiner Aufregung die siebzig Gulden im Hausflur! Den im abgeklärten Alter entstandenen Lebenserinnerungen merkt man noch an, dass mit dem Vaterhaus damals eine Welt für den armen Webergesellen einstürzte und mit dem zusammengesparten Startkapital seine ganze Zukunft verbrannte:

Nun steht der alte Student vor den Flammen seines Hauses und schaut drein, wie das Haus, seine Einrichtung und auch noch jeder Kreuzer Geld verzehrt wurde und ihm nichts mehr übrig blieb als ein grobes Hemd am Leibe und eine Zwillichhose. In meinem Leben habe ich nie so aufgepasst, wie eitel der Menschen Pläne sind und wie auf einmal der Unendliche dem Plänemachen und Ausführen der Pläne ein Ende macht. – Die Heimat hätte ich bald verschmerzen können, wenn ich nur einen Funken Aussicht gehabt hätte, ich würde doch noch zu meinem Vorhaben kommen; aber durch dieses Ereignis schien mir – menschlich gesprochen – alles unmöglich.

Kneipp: Aus meinem Leben, 1891

Sebastians ganzer Reichtum liegt als ein unförmiger Metallklumpen in der Asche. Nur das Folterinstrument, der alte Webstuhl, hat das Inferno unversehrt überstanden, man hat ihn rechtzeitig in Sicherheit bringen können. Von einer Stunde zur andern ist der junge Kneipp ein obdachloser Habenichts geworden.

Aber er gibt nicht auf, jetzt nicht und auch später nicht in jenen Momenten auswegloser Verzweiflung und finsterer Bedrohung, wo ein anderer zum Strick gegriffen hätte: »Und doch lebte wieder der alte Gedanke auf, den die Feuerflammen nicht verzehren konnten: Wenn es dein Gott haben will, so kann es doch noch geschehen.«

Er hat auch gar nicht viel Zeit für trübe Gedanken: »D' Hoimat« muss wiederaufgebaut werden. Vom ersten Morgendämmer bis in die Nacht sind die Stephansrieder auf den Beinen. Auch der Baschtl rührt wieder Mörtel, mauert Fundamente und Hauswände wie damals beim Bau der neuen Schule. Das Weberhaus, an das er Schweiß und Ausdauer und die ganze Kraft seiner ausgetrockneten Lungen gegeben hat, steht nicht mehr am Berghang; weiter unten hat man es hingebaut, in geschützter Lage.

Kaum ist das Häusle fertig, treibt es Sebastian Kneipp wieder fort. Er nimmt sein Wanderbuch und geht nach Mindelheim, Türkheim, Augsburg, bis nach München und Schongau, übernachtet in Stadeln und Heuschobern, spricht wieder in

Pfarrhäusern und bei Schulmeistern vor – überall vergebens. Er zählt einundzwanzig Jahre, wirkt viel älter, hat ein bescheidenes, aber ungehobeltes Auftreten und außer seiner brennenden Sehnsucht nichts zu bieten, kein Geld, keine Vorbildung, keine Empfehlungen – wer will sich diese Last antun? Ein Träumer ohne realistische Vorstellungen, ein Bauernbursch, der Vieh hüten kann, dreschen, ernten, mörteln und gewiss exzellent den Webstuhl bedienen – was soll der in diesem Alter noch auf der Schulbank?

DER GUTE GEIST VON GRÖNENBACH

Eigenartig, dass ihm das erst jetzt einfällt: In Grönenbach, vier Wegstunden von Stephansried entfernt, amtiert ein weitläufiger Verwandter seines Vaters als Kaplan. Matthias Merkle heißt er, nur sechs Jahre älter ist er als Sebastian, den er noch nie gesehen hat, und besitzt nicht nur eine stille Liebe zur Wissenschaft, sondern auch eine erfinderische, menschenfreundliche Seele.

Denn als er erfährt, wie lange der sture Webergesell schon von den Reizen einer geistigen Beschäftigung träumt und wie viele Absagen und Demütigungen er sich damit eingehandelt hat, drückt es ihm das Herz ab. Als alter Mann erinnert sich Kneipp noch genau an die Worte, die Merkle »nach einigem Besinnen« an ihn gerichtet hat und die ihm wie ein Schlüssel zur Himmelstür erschienen sein müssen: »Es wird wohl schwer gehen, aber wenn es Gott will, kann es geschehen. Ich will den Versuch machen und Ihnen Unterricht geben, wie ich Zeit finde, und dann wird es sich schon herausstellen, wie es geht.«

Das Wort »schwer« hat Kneipp in seinem Manuskript dick unterstrichen! Daheim in Stephansried hat keiner etwas mitbekommen von dem Sonntagsausflug, und Sebastian verrät auch nicht, was er vorhat. Eine Woche nachher packt er seine Habseligkeiten zusammen, erzählt der Familie, er wolle in die Schweiz wandern, um sich dort die neuen Webstühle aus England anzusehen, und macht sich zitternd vor Aufregung auf den Weg zum Bürgermeister von Grönenbach.

Der fällt aus allen Wolken, als ihm der ärmlich gekleidete Bursch eröffnet, er werde beim Herrn Kaplan studieren und brauche eine Unterkunft. Kneipp in seinen Erinnerungen: »Sie studieren wollen? Ist ein Unsinn; Sie sehen einem Bauernknecht gleich und tun besser, als solcher Ihr Brot zu verdienen, als das Studieren anfangen. Die Knaben mit zwölf Jahren fangen an, das hat einen Sinn; in diesem Alter ist es nichts mehr!«

Der Kaplan Merkle, ach, das sei ein gutmütiger junger Mensch, der niemandem etwas abschlagen könne, aber für so einen zwecklosen Unterricht habe er doch gar keine Zeit. Tatsächlich macht Merkle am nächsten Morgen im Gespräch mit dem aufgebrachten Gemeindeoberhaupt einen Rückzieher; er kenne den Burschen ja gar nicht, »mich hat das Mitleiden zum Jasagen gebracht.« Sebastian, der immerhin beim Bürgermeister übernachten durfte, hat vor Bangen kein Auge zugetan, läuft selbst zu seinem unschlüssigen Rettungsengel, »in der Angst, er jage mich davon«, spürt genau, »dass mein Erscheinen ihm keine besondere Freude war« – doch dann gewinnt Matthias Merkles guter Geist die Oberhand.

»Wir wollen den Versuch machen«, sagt er ruhig, »dann wird sich's schon herausstellen, was weiter tun.« Er holt ein Lateinbuch und gibt seinem neuen Schützling als Hausaufgabe auf, das Wort »mensa«, der Tisch, und seine Deklination zu lernen. Sebastian setzt sich beim verdrießlich dreinschauenden Bürgermeister in eine Zimmerecke, murmelt die ungewohnten Wortbildungen vor sich hin, bis er sie auswendig kann, und dann geht er zu den Knechten hinaus und macht sich beim Dreschen und Pferdefüttern nützlich.

Am nächsten Tag steht er in aller Herrgottsfrühe auf, geht erneut in den Stall hinüber, tritt um acht Uhr zur Unterrichtsstunde beim Kaplan Merkle an und ist um neun schon wieder auf der Dreschtenne zu finden. Das gefällt dem Herrn Bürgermeister, seine Abneigung gegen den alten Studenten schwindet, und flugs hat er mit ein paar Dorfbewohnern eine humane Quartier- und Kostregelung für den Sebastian ausgehandelt, wie das zu jener Zeit üblich ist: Wohnen soll er beim Schneider, weil der einen gelernten Weber gut brauchen kann, essen wird er dreimal pro Woche beim Bürgermeister, einmal beim Pfarrer, einmal im Wirtshaus »Zur Sonne«, einmal beim Schneider und einmal beim

Herrn Baumeister. Weil sich der Bursch aber als so fleißiger Arbeiter erweist, gibt ihn die Bürgermeisterfamilie bald nicht mehr her und richtet ihm eine Kammer zum Wohnen ein.

Besser hätte er's gar nicht treffen können, der Baschtl – und doch drückt ihn eine schreckliche Angst: »Ich durfte nicht merken lassen, dass ich daheim durchgebrannt war, weder dem Herrn Kaplan noch meinen guten Hausleuten. Weil ich nur ein einziges Hemd am Leibe trug und was ich sonst noch anhatte, fragte man mich öfters, wann mein Koffer komme mit Kleidung und mit dem, was ich täglich brauche.« Welche Schande, als eines Tages, beim Bürgermeister essen sie gerade zu Mittag, plötzlich Sebastians Schwester im Zimmer steht! Zu Hause mache man sich Sorgen um den Bruder; ob es denn wahr sei, dass er hier studiere? Sebastian möchte in den Boden versinken; doch dann erklärt er tapfer, geschwiegen habe er bloß aus Angst, davongejagt zu werden. Das wäre auch geschehen, sagt der Bürgermeister, aber jetzt solle er nur bleiben, in Gottes Namen.

Und noch ein Kelch geht gnädig an dem späten Studiosus vorüber: Die »Konskription« erscheint in Grönenbach, jene gefürchtete Kommission, die alle wehrdiensttauglichen jungen Leute für die Nationalgarde zu mustern hat. Man braucht aber nur die Hälfte der jungen Männer, insgesamt sind es 132. Die Auswahl erfolgt wie in einer Lotterie: Jeder muss eine Nummer ziehen, die mit den niederen Nummern werden eingezogen, die mit den hohen dürfen zu Hause bleiben. Sebastian greift voller Angst in die Urne – und stößt einen glücklichen Juchzer aus: Nummer 121. Geschafft! Der Militärdienst hätte ihn noch einmal zwei Jahre gekostet.

»PAPA KNEIPP« DRÜCKT NOCH EINMAL DIE SCHULBANK

Matthias Merkle nimmt seinen Schützling mit, als er Stadtkaplan in Augsburg wird und bald darauf als Professor für Moraltheologie nach Dillingen berufen wird. Sebastian enttäuscht ihn nicht: Er strengt sich mächtig an, um in zwei Jahren Privatunterricht das Pensum von fünf Gymnasialklassen zu absolvieren. Für einen blutigen Anfänger, der schon so alt und an das Lernen nicht gewöhnt ist, eine gewaltige Aufgabe! Zum Glück hat Merkle in Augsburg den Domdekan Stadler für den etwas hölzernen, aber unendlich fleißigen und dankbaren Schüler interessieren können: Stadler bringt ihm die Anfangsgründe des Griechischen bei und besorgt ihm gute Nachhilfelehrer in Mathematik und Geschichte.

Doch als der so gerüstete und mit einem freundlichen Schreiben Merkles ausgestattete Dreiundzwanzigjährige im Dillinger Gymnasium um Aufnahme ersucht, gibt es schon wieder Ärger: Mit seinen von der harten Arbeit gezeichneten Händen und den Bartstoppeln könnte man ihn für einen Familienvater mittleren Alters halten. Der Schulrektor sagt kategorisch nein, packt ihn am Arm und führt ihn zur Tür hinaus – drei Tage hintereinander, denn Sebastian kommt immer wieder.

Merkle – beeindruckt von so viel sturer Hartnäckigkeit – weiß Rat: Er schickt ihn zu einem befreundeten Augsburger Regierungsrat (was sechzehn Stunden Fußmarsch bedeutet), dem wiederum der Dillinger Rektor verpflichtet ist, und so bekommt der Baschtl endlich doch noch den ersehnten Platz auf der Schulbank, in der sechsten Gymnasialklasse unter lauter Fünfzehn- und Sechzehnjährigen, die ihn mit lautem Gaudium begrüßen und dem komischen Vogel in seinem altmodischen aschgrauen Mantel sogleich einen Spitznamen verpassen: »Papa Kneipp« nennen sie ihn.

Es ist nicht böse gemeint, eher bewundernd, ja fast zärtlich: Sie sehen ja, wie sich der viel Ältere anstrengt, um am Jahresende immerhin den sechzehnten Platz unter 29 Schülern zu belegen (im Fach Religion ist er der Neunzehnte, die schlechtesten Noten bekommt er im Deutschen). Ein Streber ist er dabei nie gewesen, sondern ein guter Kamerad, hilfsbereit und den leisen Spott nicht übel nehmend.

Nur die Gesundheit bereitet ihm Sorgen. Das alte Lungenleiden macht sich wieder bemerkbar, mit gesteigerter Intensität. Ein chronischer Husten quält ihn, er spuckt Blut, magert bedrohlich ab. Die geistige Anspannung, der Mangel an Bewegung und frischer Luft fordern ihren Tribut. Eine »Schlaffheit im ganzen Körper« habe er gespürt, erinnert er sich. »Gerade so merkte ich auch, dass die Geisteskräfte überladen wurden, und so fühlte ich mich von Woche zu Woche müder und abgeschlagener; es schwand Appetit und Schlaf und ich kam soweit, dass ich in der dritten Gymnasialklasse die Hälfte der Zeit im Bett zubringen musste.«

Der besorgte Merkle schickt ihm den tüchtigen Militärarzt Dr. Kraus, der bei Kneipp schlimme Verhärtungen an beiden Lungenflügeln feststellt – und eine ständig fortschreitende Schwindsucht. Eine solche Diagnose bedeutete damals in der Regel das Todesurteil. Kraus schließt den emsigen Studenten schnell in sein Herz, er kommt im Lauf eines Jahres an die hundertmal zur Visite, zieht einen zweiten Bataillonsarzt hinzu, verschreibt ein paar Mittel, rät zum Trinken von Bier und Mineralwasser, um den Appetit anzuregen und den Darm zu entlasten – und weiß doch ganz genau, dass er dem verzweifelten jungen Mann nicht helfen kann.

Alle sind sie erschüttert, der Professor Merkle, die Ärzte, die Schulfreunde. Da hat sich so ein Mensch gegen alle Widerstände und Hindernisse das Studium erkämpft, und kaum hat er es begonnen, haucht ihn der Tod an. Alle wissen, wie ernst Sebastians Zustand ist, aber keiner spricht es aus – bis auf einen Wirt in Mindelaltheim. Als der alte Vater Kneipp seinen Sebastian in den Osterferien nach Hause begleitet und dort einkehrt, flüstert er ihm mitleidig zu: »Weber, diesmal holt Ihr Euern Sohn zum letzten Mal!«

Mit letzter Kraft hat er das »Absolutorium« (das unserem Abitur entspricht) geschafft. Aber in der Nacht läuft ihm oft das Blut aus der Nase, ohne dass er es merkt. Und am Morgen ist er so matt, dass er sich nach dem Aufstehen erst einmal eine halbe Stunde auf einen Stuhl setzen muss, bis er ein paar Schritte gehen kann.

Der groß gewachsene Bursch aus dem Bauerndorf Stephansried ist mit siebenundzwanzig Jahren ein Wrack, und niemand gibt mehr einen Heller für sein Leben.

»Durch die Hilfe des Wassers allein lebe ich noch«

2 Ein todkranker Student entdeckt die Heilkräfte der Natur

Keiner hätte es ihm mehr zugetraut: Im Sommer 1849 übersiedelt der sterbenskranke Student nach München, um sich an der Universität in Philosophie und Theologie einführen zu lassen. Das Semester dort muss eine Qual gewesen sein. »Schmerzen hatte ich keine«, notiert er, »aber wenn ich einer Vorlesung beigewohnt, hätte ich meistens nur wenig erzählen können, was ich gehört.« Müde fühlt er sich, todmüde, und das Leben zieht wie in einem Nebelschleier an ihm vorbei. Von der eleganten Kultur der von König Ludwig I. mit prächtigen Bauten und Straßenzügen ausstaffierten Großstadt – München wird nach den Eingemeindungen 1854 hunderttausend Einwohner zählen und die viertgrößte Metropole Deutschlands sein – bekommt Kneipp kaum etwas mit.

Denn Kultur kostet Geld, und manchmal auch die Gesundheit. Ein paar Gulden hat er nach München mitgebracht, aber die gehen für Wohnung, Kost und Wäsche drauf – und für seinen ersten neuen Rock. Kneipp: »Meine Tagesnahrung war: morgens nichts; mittags brauchte ich 4 Kreuzer, entweder um 3 Kreuzer saure Lunge oder Kuttelflecken (...) und um 1 Kreuzer Brot. Am Abend kaufte ich um 2 Kreuzer Suppe und um 1 Kreuzer Brot.« Wenn er sich sonntags im Gasthaus eine Weißwurst bestellen kann, ist das für Sebastian schon eine fürstliche Mahlzeit.

Doch trotz dieses kärglichen Daseins ist sein Aufenthalt in der königlichen Residenzstadt ein Glücksfall, denn irgendwo in den Kellerdepots der Hof- und Staatsbibliothek wartet sein Lebensretter auf ihn, ein unscheinbares, vergilbtes Büchlein, das er eines Tages im Katalog entdeckt, matt und gelangweilt nach einer leichten Lektüre stöbernd. »Schon das Lesen allein strengte mich zu sehr an.«

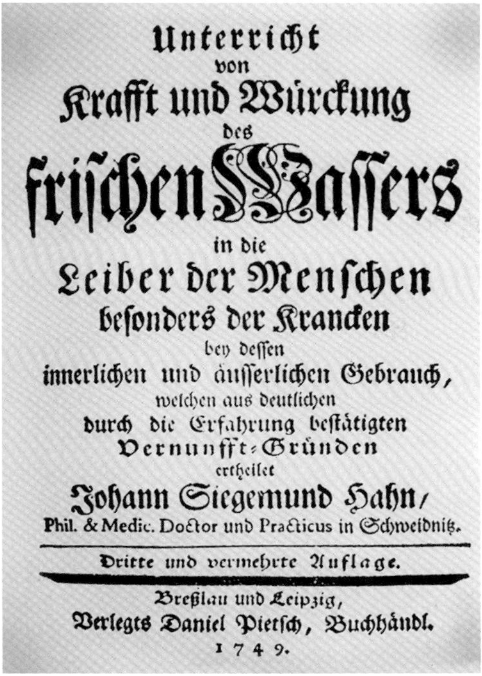

Unterricht
von
Krafft und Würckung
des
frischen Wassers
in die
Leiber der Menschen
besonders der Krancken
bey dessen
innerlichen und äusserlichen Gebrauch,
welchen aus deutlichen
durch die Erfahrung bestätigten
Vernunfft-Gründen
ertheilet
Johann Siegemund Hahn,
Phil. & Medic. Doctor und Practicus in Schweidnitz.

Dritte und vermehrte Auflage.

Breßlau und Leipzig,
Verlegts Daniel Pietsch, Buchhändl.
1749.

Titelblatt des 1738 erstmals publizierten »Wasserbuchs« von Johann Siegemund Hahn, dem Kneipp nach eigener Aussage sein Überleben verdankt.

Der wunderliche Titel des 1738 in Breslau und Leipzig erschienenen Druckwerks aber übt einen merkwürdigen Reiz auf ihn aus: »Unterricht von Krafft und Würckung des frischen Wassers in die Leiber der Menschen, besonders der Krancken bey dessen innerlichen und äusserlichen Gebrauch, welchen aus deutlichen durch die Erfahrung bestätigten Vernunfft-Gründen ertheilet Johann Siegemund Hahn, Phil. & Medic. Doctor und Practicus in Schweidnitz«.

Schweidnitz liegt in Schlesien, dort hatte dieser Dr. Hahn als praktischer Arzt gewirkt und sich wie schon sein Vater Siegmund als unermüdlicher Wasserapostel betätigt. Von Spöttern als »Wasserhähne« tituliert, warben die beiden Mediziner für den ausgiebigen therapeutischen Gebrauch des kalten Wassers, für Bewegung in frischer Luft, eine vernünftige Ernährung und den Verzicht auf Alkohol. Die durch Heilerfolge bestätigten Ideen der Hahns faszinierten damals viele Ärzte und wurden in der preußischen Armee praktiziert; auf breiter Front konnten sie sich jedoch nicht durchsetzen.

Für Kneipp klingt es jedenfalls wie eine Offenbarung, wenn Hahn junior gegen den verweichlichten Geschmack und die Gewinnsucht zu Felde zieht, welche das in der Antike hoch angesehene Wasser aus der Heilkunst verdrängt hätten, gegen jene »aufgeblasenen Geister«, die dem kranken Körper statt der bewährten »gemeinen Kräuter« und heilkräftigen Wurzeln zweifelhafte Kunstprodukte und teure chemische Mixturen zuführten.

Denn laut Johann Siegemund Hahn fegt das frische Wasser am sichersten den Unrat aus dem Magen – während das vermeintlich so nahrhafte Bier sich dort mit scharfen, salzigen Rückständen vermischt, was zu Verdauungsbeschwerden führen muss –, es »schweift rein aus«, härtet ab, dämpft die Körperhitze, lindert Entzündungen, stillt Schmerzen, bringt auf vorteilhafte Weise das Blut in Wallung, löst Verstopfungen und Verhärtungen, erwärmt erfrorene Gliedmaßen. Irgendwelche schädliche Wirkungen des kalten Wassers und der frischen Luft habe er – wie schon sein Vater – in keinem Fall feststellen können, schließt er sarkastisch; »da man aber von beyden so herrlichen Nutzen aus der Erfahrung wahrgenommen, so erfordert die Liebe des Nächsten, solches offenbarlich zu bezeugen, und die Güte des großen Schöpfers zu preisen, welcher in gantz allgemeine und uns gering scheinende Dinge so große Kräfte den Menschen zum Besten geleget hat (...).«

VERGEBLICHES WARTEN AUF EIN WUNDER

Sebastian verschlingt das altmodisch geschriebene Buch – und ist wie vom Donner gerührt. Was dieser Dr. Hahn behauptet, deckt sich frappant mit Erfahrungen, die er selbst in seiner Kindheit gemacht hat, und mit der Lebensweisheit der Menschen auf dem Land. »Sehr viele Leute habe ich gekannt«, wird er später berichten, »besonders die Knechte, die am liebsten in der Frühe beim Tränktrog sich kräftig gewaschen haben, Kopf,

Hals und Brust; und so am Abend: wenn man barfuß gegangen, wusch man die Füße und die Hände kamen meistens auch daran. Dabei hat jeder wie ich gefunden, dass so eine Waschung die Müdigkeit aus den Füßen zieht.«

Spontan fällt ihm ein, wie gut ihm dieses Barfußgehen auf den Wiesen und Feldwegen, ja sogar im frisch gefallenen Schnee getan hat und was er bei den Pferden der besser gestellten Nachbarn beobachtete: »Sobald ausgespannt wurde, haben die Pferde (...) ihre Lust, ins Wasser zu gehen, ganz auffallend gezeigt. (...) Wie das Pferd bis an den Bauch im Wasser war, legte es sich rasch nieder und nahm ein Vollbad.«

Sebastian ist wie elektrisiert: Sollte die von Gott so nützlich eingerichtete Natur fertigbringen, was der Regimentsmedicus Kraus und die anderen Ärzte nicht geschafft haben? Ein paar Straßen von der Universität entfernt haust in einem staubigen Gewölbe ein Antiquar namens Zipperer, zu dem eilt er hin und ersteht um ein paar Kreuzer das famose Büchlein in der Bearbeitung durch Professor Oertel, einen Theologen und Sprachforscher, der in zahllosen Aufsätzen und Broschüren für die Wasserheilkunde geworben und 1832 den »Hydropathischen Gesundheitsverein für ganz Deutschland« gegründet hat. Daheim vertieft er sich in seine Neuerwerbung, als ob es die Bibel wäre, kennt Hahns Thesen bald auswendig, beginnt mit tapferer Ausdauer Wasser zu trinken wie ein durstiger Steppenlöwe, wäscht sich täglich dreimal die bibbernde Brust mit kaltem Wasser vom nächsten Brunnen – und wartet vergeblich auf das große Wunder. Er fühlt sich nach solchen Rosskuren zwar für kurze Zeit frischer und schläft auch besser, aber er spuckt immer noch Blut und spürt, dass seine Lungen nicht in Ordnung sind.

Ist die Lehre der Wasserapostel doch bloß Humbug? Oder reicht der kleine Holztrog in der Zimmerecke nicht aus? Vielleicht, Kneipp beginnt die Gedankengänge von Hahn und Oertel bereits weiterzuspinnen, kitzelt der kalte Wasserguss auf die kranke Brust den Organismus nur ein wenig, und es wäre notwendig, ihn mit einer Radikalbehandlung komplett anzukurbeln? Aber wo soll er ein richtiges Vollbad nehmen? Um 1850 gibt es noch keine öffentlichen Bäder in München. Soll er ans Isarufer gehen und riskieren, von einem Gendarmen arretiert zu werden? Die Sitten sind noch streng zu jener Zeit.

FLUSSBAD BEI MINUS 15 GRAD

Da kommt ihm wieder einmal der Zufall zu Hilfe. Nach der glücklich absolvierten Prüfung in Philosophie wechselt Kneipp nach Dillingen, und dort gibt es versteckte Stellen an der Donau, die sind so dicht mit Schilf und Buschwerk bewachsen wie ein tropischer Dschungel, ideal für Liebespaare – oder für einen Theologiestudenten, der sich bei seiner merkwürdigen Privatkur nicht erwischen lassen will. Der Fluss liegt zwar eine Dreiviertelstunde von seinem Konvikt entfernt, und das Wasser ist jetzt im November grausam kalt, aber sture Entschlossenheit ist immer schon Sebastians hervorstechende Charaktereigenschaft gewesen.

Zwei-, dreimal pro Woche, »die Kälte mochte sein, wie sie wollte«, wandert er nun hinaus an die Donau, reißt sich die Kleider vom Leib, tastet sich mit bloßen Füßen in das eiskalte Wasser hinein, bis es ihm an die Knie reicht. Dann hockt er sich mit eisernem Willen nieder, achtet nicht auf die Kälte, die seinen Körper wie mit tausend spitzen Nadeln durchsticht, setzt sich ins Wasser, bis nur noch der Kopf aus den eisigen Fluten ragt. Dante hat so eine Frosthölle in seinem »Inferno« geschildert – als Ort der äußersten Gottesferne, schlimmer als das ewige Feuer und reserviert für üble Verräter.

Die wenigen Sekunden, die so ein Bad dauert, mögen Sebastian vorgekommen sein wie ein Stück solch jenseitiger Verdammnis. Immerhin wurden im Winter 1849/50 mehrfach fünfzehn Minusgrade gemessen. Doch wenn er schlotternd und prustend aus seinem eisigen Ozean auftaucht, fühlt er sich regelmäßig wie neugeboren:

> *Müde ging ich hinaus, neu aufgefrischt und gestärkt ging ich jedes Mal heim und ich gewann die Überzeugung, wenn es für mich – nachdem alles Angewendete nichts geholfen – ein Heilmittel gibt, so wird es das Wasser sein. Mein Geist wurde denk fähiger, es besserte sich mein Appetit und ich konnte doch*

schon regelmäßig die Vorlesungen anhören, zumal in der Theologie, wo das Denken besser erlaubt ist und nicht so viel auswendig gelernt werden muss, und habe somit bei meinem Examen vollständig befriedigt.

Kneipp: Aus meinem Leben, 1891

Irgendjemand muss ihn beobachtet haben bei seiner heimlichen Wasserkur – oder er selbst hat einen Kommilitonen ins Vertrauen gezogen. Jedenfalls findet er eines Tages an seiner Tür eine Kreidezeichnung: ein Männlein, das sich mit Wasser begießt, und darunter die boshafte Inschrift »Dr. Hydrophilos«, Doktor Wasserfreund.

Der Spott stört ihn nicht weiter; wichtiger ist, dass es ihm jetzt besser geht, und in Dillingen kann er ohnehin nicht bleiben. Denn dem Weberbub Sebastian Kneipp widerfährt eine große Ehre: Das Bischöfliche Lyzeum zu Dillingen wählt jedes Jahr ein oder zwei begabte, aber mittellose Theologiestudenten aus, die am Münchner Georgianum zusammen mit Kommilitonen aus allen Bistümern Bayerns einen Freiplatz erhalten. Diesmal fällt die Wahl auf einen gewissen Johannes Pfluger, der später Jesuit werden und als Missionar nach Brasilien gehen wird – und auf Sebastian Kneipp.

Der zieht jetzt für zwei Jahre in der renommierten Bildungseinrichtung an der Münchner Ludwigstraße ein, die Herzog Georg der Reiche 1494 gegründet hat. Jetzt kann er sich täglich satt essen, und er fühlt sich so glücklich, als hätte er »alle Tage Kirchweih«, wie er sagt. Die Mitstudenten schmunzeln über den schon etwas gesetzt wirkenden, fast dreißig Jahre zählenden Seminaristen und erfinden einen neuen Kosenamen, der Sebastians Leidenschaft für das kalte Wasser ebenso trifft wie seine immer noch etwas täppisch-bäuerischen Manieren: »der Eisbär«!

EIN NACKTER STUDENT IM SPRINGBRUNNEN

Von materiellen Sorgen ist er befreit, und mit dem Studieren geht es jetzt auch besser voran: Um sein wenig trainiertes Gedächtnis und sein Rednertalent zu schulen, stellt er sich in aller Herrgottsfrühe, wenn noch niemand sonst auf den Beinen ist, in den Hörsaal und deklamiert laut eine Betrachtung zu irgendeinem Bibelvers. Aber das alte Problem taucht wieder auf, wo er seine Bäder und Güsse nehmen soll.

Doch wozu gibt es im Garten des Kollegs ein elegantes Bassin mit einem Springbrunnen? Und ist es nicht ein Wink des Himmels, dass der Arzt dem Subregens Dr. Thumann wegen seines hartnäckigen Nervenleidens befohlen hat, bis nach Mitternacht wach zu bleiben, um danach besser und ohne Unterbrechung zu schlafen, und dass der bemitleidenswerte Patient den Alumnus Kneipp darum bittet, sich regelmäßig an sein Bett zu setzen und ihm vorzulesen? Abends, wenn der alte Gärtner sein Tagwerk beendet hat, stellt der gewitzte Sebastian Kneipp die zum Bewässern der Blumen und Krautköpfe bestimmte Gießkanne bereit.

Um Mitternacht, wenn der Subregens Thumann endlich schlafen darf und kein Mensch im Haus mehr wach ist, öffnet der »Eisbär« leise wie ein geübter Einbrecher ein Fenster im Hörsaal, springt in den Garten hinunter, entledigt sich blitzschnell seiner Kleider, steigt in das Bassin und lässt das kalte Wasser aus der Gießkanne über seinen Körper fließen, von den Schultern bis zu den Knien und wieder aufwärts die Brust hinauf. Dann zieht er sich rasch wieder an, steigt flink durch das Fenster ins Haus und hüpft erfrischt in sein Bett, selig wie ein Kind am Weihnachtsabend.

Ein zufälliger Zeuge dieser Weiterentwicklung des Donaubades hätte den unheimlichen Nackten im Springbrunnen für einen Verrückten oder ein Gespenst halten können. Wer steigt denn schon jede Nacht im Mondschein ins kalte Wasser, um die Selbstheilungskräfte des Körpers zu aktivieren? Obwohl die Ideen von Hahn und Oertel keineswegs nur eine kleine Minderheit interessierten. Die Schulmedizin, die den kranken Menschen in einen reparaturbedürftigen Mechanismus verwandelte und über dem Krieg zwischen Bazillen und chemischen Abwehrwaffen die Wechselwirkung von Körper, Geist und Seele vernachlässigte, begann auf immer stärkeren Widerstand zu stoßen.

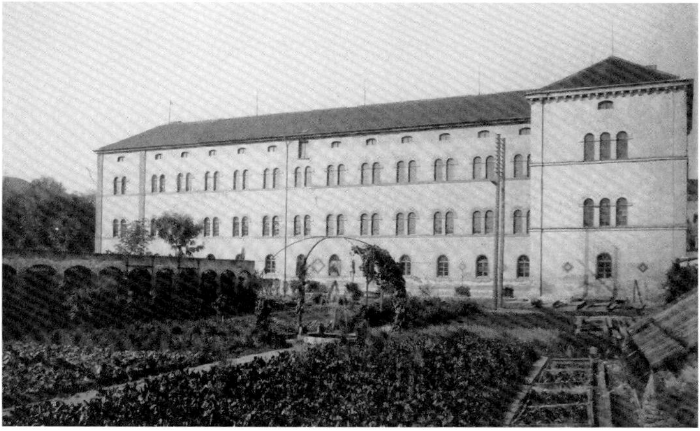

Der Hof des Georgianums an der Münchner Ludwigstraße. Hier wohnt und studiert Kneipp von 1850 bis 1852 – und nimmt im Springbrunnen (Bildmitte) seine nächtlichen Blitzbäder. – Zeitgenössische Aufnahme.

Umbrüche in der Medizingeschichte

Es klingt heute irritierend: Im neunzehnten Jahrhundert hat sich die Medizin deshalb entscheidend gewandelt, weil die Ärzteschaft zum ersten Mal ihre Vorstellungen und Interessen auf breiter Front durchsetzen konnte. Zu Beginn des Jahrhunderts waren die akademisch gebildeten Ärzte noch eine kleine Minderheit unter den Heilkundigen gewesen. Jetzt gewannen sie bestimmenden Einfluss in der Gesundheitspolitik und eine Monopolstellung in der medizinischen Versorgung der Bevölkerung.

Das bedeutete auch einen Sieg der naturwissenschaftlich-experimentellen Methoden: Krankheitssymptome waren jetzt mit physikalischen und chemischen Hilfsmitteln exakt zu erkennen und zu erklären, der Patient war kein Mysterium mehr, sondern ein messbares Objekt. Zellularpathologie (Rudolf Virchow: Störungen im Organismus werden auf Veränderungen der Körperzellen zurückgeführt und damit lokalisierbar), Bakteriologie (Louis Pasteur und Robert Koch: winzige einzellige

Mikroorganismen werden als Krankheitserreger identifiziert und damit bekämpfbar), ein neues Hygiene-Bewusstsein (plötzlich versteht man die Ursachen der verheerenden Seuchen) revolutionieren die Medizin. Die Ärzteschaft professionalisiert und spezialisiert sich, an die Stelle der kleinen Versorgungsanstalten für Arme und Gebrechliche (Mitte des Jahrhunderts hat das Kaufbeurer Heiliggeistspital noch ganze sechzehn Betten) treten große Kliniken, die sich viel stärker der zielgerichteten Behandlung als der beschützenden Pflege widmen.

Das Elend der durch mangelhafte Ernährung, ungesunde Wohnungen und hygienische Missstände geschwächten städtischen Proletarier und ländlichen Heimarbeiter gab vielen Ärzten (Virchow: »Die Ärzte sind die natürlichen Anwälte der Armen«) und auch einigen Sozialpolitikern zu denken und ließ gegen Ende des Jahrhunderts eine »Sozialmedizin« entstehen, die eine intensive öffentliche Gesundheitspflege einforderte.

Die Konzentration auf einzelne lokalisierbare Störungen und auf das »kranke Organ«, die Reduzierung des kranken Menschen zum Gegenstand, der vom Arzt abgehorcht und abgeklopft, aber nicht mehr nach seinen Problemen und Ängsten gefragt wurde, die Vernachlässigung der Einheit von Seele und Körper brachte freilich zwangsläufig Gegenströmungen hervor.

Während besessene Forscher zappelnden Versuchstieren mit dem Seziermesser zu Leibe rückten und den Objekten ihrer Wissbegierde ohne Betäubung schichtenweise die Gehirnmasse herausschnitten, um die Nichtexistenz einer Seele zu beweisen, während ein gewisser Lehmann 1859 in seinem »Handbuch der physiologischen Chemie« tönte: »Die Zeit ist nicht mehr ferne, in welcher die Physiologie das ganze Leben in Physik und Chemie aufzulösen vermag«, während zahllose akademisch geschulte Weißkittel sich bloß noch als Mechaniker und Spezialisten für das eine oder andere Organ verstanden, wuchs vielfach die Sehnsucht nach einer Gesamtschau des gesunden und kranken Menschen.

Wie viel Kneipp im Einzelnen von solchen Strömungen wusste, entzieht sich unserer Kenntnis. Wir wissen lediglich, dass er nicht gerade begeistert reagierte, als er in einer Münchner Gastwirtschaft in eine Versammlung des »Vereins der Wasserfreunde« geriet – Leute, die in ernstem Schweigen vor ihren Maßkrügen saßen und ungeheure Mengen Wasser in sich hineintranken. Erheblich interessanter erschien ihm die von einem schlesischen Bauernsohn namens Vincenz Prießnitz entwickelte Wasserkur, zu der feuchte Wickel, kalte Halb- und Sitzbäder, Schwitzen in trockenen Wolldecken, Sonnenbäder, aber auch gesunde Kost und eine naturgemäße Lebensweise gehörten.

Vincenz Prießnitz (1799–1851)
aus Gräfenberg hatte ähnlich wie Kneipp die heilende Kraft des Wassers am eigenen Leib entdeckt: Bei einem Unfall erlitt er durch einen Hufschlag einen komplizierten Rippenbruch, den er mit feuchtkalten Brustwickeln kurierte. Mit Wasserkuren, Bädern, Umschlägen, Ernährungsplänen erzielte er bei zahllosen Kranken Erfolge, die er gegen freiwillige Spenden behandelte. Man gestattete ihm 1831 die Errichtung einer Badeanstalt, zerrte ihn aber auch vor Gericht. Seine Grundidee: Verunreinigtes, verdicktes, verschleimtes Blut schwächt die Abwehrkräfte und verdirbt den Organismus; kaltes Wasser, Schwitzkuren und gesunde Kost unterstützen den »inneren Arzt« und treiben die krankmachenden Stoffe aus.

Wir wissen nicht, was Kneipp alles gelesen hat und ob er überhaupt irgendwelche Kontakte zu anderen Naturaposteln hatte. Wir kennen nur den verblüffenden Erfolg seiner ausdauernden Eigenbehandlung: Als der Todgeweihte kurz vor seiner Priesterweihe gründlich untersucht wurde, wie es Vorschrift war, stellte der Arzt ebenso erstaunt wie erfreut fest, der Kandidat sei »kerngesund«. Und sein Abgangszeugnis vom Georgianum schließt mit dem lapidaren Urteil: »Seine Gesundheit ist sehr kräftig.«

»VATER KNEIPP HAT IHN KURIERT!«

Mich hat nicht der Beruf oder die Vorliebe für das Medizinieren dazu gebracht, die heilsamen Wirkungen des Wassers zu erproben, sondern die bittere Not. Not lehrt beten und seinen Verstand gebrauchen! Nach dem Urteile zweier vorzüglicher Ärzte war ich im Jahre 1847 am Rande des Grabes; beide hielten mich für verloren; durch die Hilfe des Wassers allein lebe ich heute noch und bin munter und guter Dinge.

Kneipp: So sollt ihr leben, 1889

So Kneipps Bekenntnis ein Menschenalter später. Woher die überraschende Wendung kam, war trotz seiner Raffinesse bei den nächtlichen Springbrunnenbesuchen nicht verborgen geblieben: Als er einen Kommilitonen in Tränen aufgelöst antraf und erfuhr, der junge Mann solle wegen einer schweren Lungenkrankheit nicht zur Priesterweihe zugelassen werden, da war sein Mitleid stärker als die bisher gewahrte Diskretion. Von da an stiegen des Nachts zwei gespenstische Gestalten durch das Hörsaalfenster in den Garten, und bald waren es drei, die des Gärtners Blumenkanne zu heilsamen Wassergüssen zweckentfremdeten und barfuß im feuchten Gras umhertappten. Es ist bezeugt, dass die beiden Mitstudenten ihre Studien bei bester Gesundheit beendeten und ein gesegnetes Alter erreichten.

Mit der Geheimhaltung war es freilich vorbei, als der erstgenannte Alumnus, vom Arzt längst aufgegeben, seine Probepredigt hielt und durch seine kräftige Stimme Aufsehen erregte. Der zuständige Präfekt musste sich fragen lassen, ob nicht eine Verwechslung vorliege, der Kandidat werde in den Akten doch als Schwerkranker geführt. »Ach, der ist vollständig gesund«, gab der Präfekt zur Antwort, »›Vater Kneipp‹ hat ihn kuriert!« Im Kreuzverhör beim Rektor beichtete Kneipp die nächtlichen Ausflüge zum Springbrunnen und erhielt die klassische Antwort: »Es ist gut, dass er geheilt ist, aber auch gut, dass ich es nicht gewusst habe; ich hätte es euch aufs strengste verbieten müssen.«

Im Abgangszeugnis bescheinigten die Professoren dem einstigen Weberbuben übrigens vielfältige Talente, namentlich für die Schule; »und er verspricht bei seiner großen Gewissenhaftigkeit, seinem frommen Sinne und heiteren Ernste ein tüchtiger Seelsorger zu werden, zumal er die in seinem früheren Berufsleben unter dem Landvolke gemachten Wahrnehmungen und Erfahrungen wohl zu benutzen versteht. Durch die ungewöhnliche Energie seines Willens wird er mit der Gnade Gottes manches Unbehilfliche im Umgang noch überwinden.«

Am 24. August 1853 drängen sich behäbige Bauern und ausgezehrte Webersleute, bescheidene Taglöhner und wichtig auftretende Viehhändler, sonntäglich aufgeputzte Stallmägde und abgearbeitete alte Weiblein in langen Reihen in die mächtige Klosterkirche von Ottobeuren. Unter der himmelhohen Vierungskuppel, die im farbenprächtigen Fresko die Ausgießung des Heiligen Geistes am allerersten Pfingstfest ausmalt, feiert der Hochwürdige Herr Sebastian Kneipp, den sie alle noch als den Weber-Baschtl kennen, seine Primizmesse und dankt dem lieben Gott tausendmal, dass er ihm so einen sturen Dickkopf geschenkt hat – und ein mutiges Herz, das sich vor den eisigen Wassern der Donau genauso wenig gefürchtet hat wie vor Spott und Ablehnung der Menschen.

Der Priester Kneipp wird diesen Mut in den kommenden Jahren bitter nötig haben.

»Soll nicht helfen dürfen,
wer zu helfen vermag?«

3 Warum der Dorfpfarrer Kneipp der Medizin nicht entkommen kann

Der Markt Biberbach, zwei Wegstunden von Augsburg entfernt, war Kneipps erste Seelsorgsstelle. Eine richtige schwäbische Idylle, wo er bescheiden als dritter Kaplan amtierte und Außendienst in den weiter entfernten Filialkirchen zu leisten hatte. Der Kaplan Kneipp hielt Predigten und Andachten, gab den Kindern Religionsunterricht, fuhr zu Krankenbesuchen mit der Pfarrkutsche über die Dörfer und machte Versehgänge mit dem Allerheiligsten, wenn irgendwo eine alte Bauersfrau im Sterben lag.

Nach wenigen Monaten kam die Versetzung nach Boos bei Memmingen, wo man Kneipps jungen Elan dringend brauchte, denn der Pfarrer von Boos war schwer krank und ans Bett gefesselt; als er schließlich starb, wurde sein Helfer zum Pfarrvikar ernannt. Er brachte in das anmutig am Waldrand gelegene Dörfchen Boos nicht nur frischen Wind mit urwüchsig-volkstümlichen Predigten und engagierter Jugendarbeit, sondern auch Konflikte. Damals schon schieden sich am Priester Kneipp die Geister, wofür er nichts konnte und worunter er bitter litt.

Wie sehr ihn freilich viele schätzten, deutete jener ehrenvolle Ruf aus München an, der ihn bereits in Biberbach erreicht hatte und dem er wohl gefolgt wäre, hätte ihn die bischöfliche Behörde nicht flugs auf einen anderen Posten geschickt: Das Direktorium des »Vereins für Erziehung der verwahrlosten Jugend« hätte ihn gern als geistlichen Vater für eine Erziehungsanstalt gewonnen, die dort in der Landeshauptstadt eröffnet werden sollte. Nach München strömten immer mehr entwurzelte junge Menschen aus den ländlichen Regionen, und auch die Zahl der Arbeitslosen, Gestrandeten und Gefährdeten nahm ständig zu.

Dreihundert Gulden jährlich hätte man Kneipp bezahlt, Kost und Logis natürlich frei. Wer protegierte ihn da so auf-

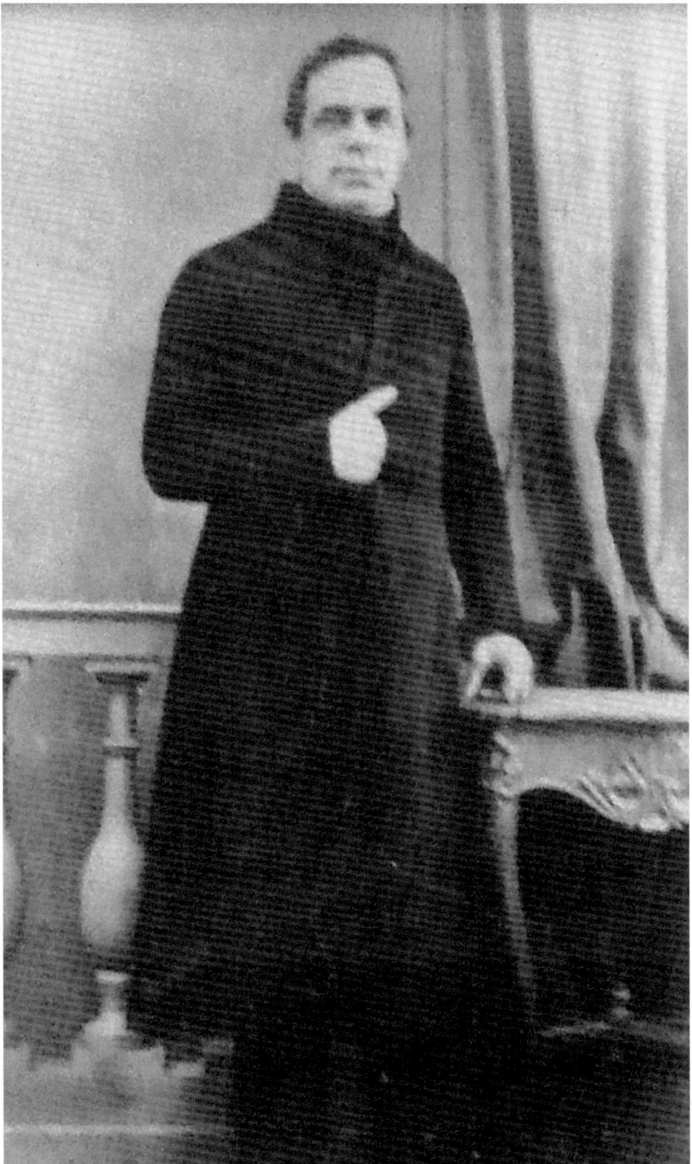

Sebastian Kneipp als Kaplan. – Zeitgenössische Aufnahme.

fällig in der Residenzstadt? Merkle, der geistige Ziehvater und Professor in Dillingen? Oder der Präfekt Wagner, wie Kneipp ein Sohn bettelarmer Eltern, der in Dillingen eine »Taubstummen- und Kretinenanstalt« gegründet hatte und dem der Studiosus Kneipp mit Eifer und Einfühlungsvermögen zur Hand gegangen war?

Doch neben den wohlwollenden Förderern regten sich bereits die Feinde und Neider. Anfang 1854 lief beim Bischöflichen Ordinariat Augsburg eine Anzeige des Apothekers Semmelbauer aus Babenhausen ein, der dem Kaplan Kneipp »Gewerbsbeeinträchtigung« vorwarf.

BLITZKUR GEGEN DIE CHOLERA

Was war geschehen? Unter den Landbewohnern hatte es sich herumgesprochen, dass der Herr Pfarrvikar nicht nur interessante, manchmal etwas derbe Predigten hielt und eine Menge von der Bauernarbeit verstand, sondern auch hervorragende Hausmittel bei allen möglichen Krankheiten kannte. Ein Mensch, der die eigene Rettung vor dem sicheren Tod als Wunder erlebt hat und täglich neu die erfrischende Kraft von Wasser und Luft, heilenden Kräutern und gesunder Kost erfährt, kann ja auch nicht ständig den Mund halten, wenn er an die Betten schmerzgeplagter Mitmenschen gerufen wird und mit ansehen muss, wie sie mit viel zu schwerem Essen und unmäßigem Trinken, mangelhafter Hygiene und schlecht gelüfteten, überheizten Räumen gegen ihre Gesundheit sündigen.

In seinen Lebenserinnerungen erzählt Kneipp, wie seine Wasserkur unter den Seminaristen des Georgianums immer mehr Nachahmer fand, und gesteht dann mit einem Stoßseufzer: »Zum Priester geweiht, machte ich mir die besten Vorsätze, in dieser Beziehung nichts mehr zu tun.« Die Kurerei sei »lästig und zeitraubend« gewesen, und schließlich habe er sich für den Priesterberuf, nicht für den Medizinerstand bestimmt gefühlt. Doch: »Ich stellte mir die Sache nicht so schwierig vor, als ich sie später gefunden: zum Krankenbette kommen, die Kranken jammern hören und nicht helfen sollen. So habe ich die guten Vorsätze von Zeit zu Zeit gebrochen.«

Da war die alte Bauersfrau Magdalena Albrecht, die ihr gichtiges Bein schon endlos lang ans Bett fesselte und der kein Arzt mehr Hilfe bringen konnte. Kneipp riet ihr, das Bein untertags mit Heublumenbädern und in der Nacht mit kalten Waschungen zu behandeln. Einige Wochen später sahen die verblüfften Nachbarn die Dauerpatientin mit frischen Kräften zur Kirche gehen!

Da war die Jungfer Columba Haas, die laut Kneipp an »Bangigkeit« litt, heute würde man es wohl Angstzustände oder Depressionen nennen: Der Pfarrvikar schrieb dem armen Wesen eine minutiöse Kurvorschrift auf. Kostprobe: »Wenn die Bangigkeit kommt dann waschen u. sogleich ins Bett. Sollte diese Bangigkeit nicht kommen, so blos jeden zweiten Tag ins Wasser 2 bis 3 Minutten ungefähr, reicht aber hie blos bis an die Brust ins Wasser. Wenn aber ins Wasser, so muss der Körper vollkommen warm sein ... Ausruhen blos am Abend, Tuch auf den Leib 6fach ungefähr, aber nur eine viertel Stunde lang. Am Morgen den ganzen Körper waschen u. wenn leicht möglich aufbleiben u. ein wenig umgehen ... Ausruhen. Rettichsaft am Morgen u. Abend.« Man sieht, Kneipp hat die Sitzbäder und kalten Wickel vereinfacht (im Zimmer, vom Bett aus kann das jetzt alles geschehen) und dem individuellen Krankheitsbild angepasst.

Da war aber auch ein winziger Säugling namens Jeremias Klaus, den die Hebamme mit Mühe lebendig in die Welt geholt hatte und der nun nach ein paar Tagen jede Nahrungsaufnahme verweigerte. Weinend rief die Mutter, der schon sieben Kinder in der Wiege gestorben waren, nach der Wunderkur des Priesters. Kneipp schüttelte traurig den Kopf. Kurz darauf beerdigte er den kleinen Jeremias.

1854 zog jene tückische Seuche durchs Land, die dem Priester Sebastian Kneipp den Ehrennamen »Cholerakaplan« einbrachte: Allein in München, wo in den Armenvierteln Massen von Menschen in verdreckten Wohnquartieren zusammengepfercht waren, starben in zwei Monaten mehr als zweitausend Opfer, unter schrecklichen Krämpfen und Erbrechen.

Cholera: Seuche mit sozialem Hintergrund

Weltweite Kriege und die Zunahme von Handel und Reisen brachten die »asiatische Brechruhr«, wie man die Cholera nannte, um 1830 nach Europa, wo sie zu wüten begann wie einst Pest und Pocken.

Die Cholera ist eine Erkrankung der Darmschleimhaut, die zu dauerndem starkem Brechdurchfall und ohne Behandlung oft binnen höchstens sechs Tagen zum Tod führt. Der starke Wasserverlust lässt den Körper innerlich austrocknen. Als die Seuche 1854 zum zweiten Mal München heimsuchte, gab es noch keine wirksame Prävention und Therapie. Man hatte den Krankheitserreger in geheimnisvollen giftigen Gasen (»Miasmen«) in der Luft oder unter wenig gelittenen sozialen Außenseitern vermutet. Erst im selben Jahr 1854 entdeckte der italienische Anatom Filippo Pacini das im Wasser lebende Bakterium namens »Vibrio cholerae«, das mit kontaminiertem Wasser oder Essen in den Körper gelangt und sich dort im Darm massenhaft vermehrt.

In der Dritten Welt tritt die Cholera häufig dann auf, wenn Trinkwasser- und Abwassersysteme nicht klar voneinander getrennt sind. In Europa löste die Zusammenballung vieler Menschen auf engstem Raum unter katastrophalen hygienischen Bedingungen die Epidemien aus. Im Zuge der 1848er Revolution forderten sozial engagierte Ärzte wie Rudolf Virchow eine öffentliche Gesundheitspflege, um die gesellschaftlichen Ursachen der Seuche in den Griff zu bekommen. In München warb Max von Pettenkofer für die Einrichtung der Kanalisation und einer zentralen Wasserversorgung und für strenge Vorschriften beim Bau von Aborten.

Die Epidemie streckte ihre Krallen nach Oberbayern und Schwaben aus, nach Stephansried, wo der alte Weber Xaver Kneipp sein Leben aushauchte, und nach Boos, wo sich sein Sohn an die Hausmittel der Kindheit erinnerte – Wacholderdämpfe – und an das Rezept, das der geniale Vincenz Prießnitz in Schlesien droben gegen die Cholera propagierte: Warmfrottieren, Schwitzbäder, Wassertrinken, um den Brechreiz zu steigern und das Fieber aus dem Leib zu treiben.

So wurde ich zu einer Magd gerufen. (...) Sie hatte die heftigsten Krämpfe, starkes Erbrechen mit Abweichen (...). Ich hatte die Überzeugung, der Arzt hat zwei Stunden weit her; bis er kommt, ist die Magd verloren. Ich wollte sie zum Sterben vorbereiten, wollte aber noch vorher diese fürchterlichen Krämpfe bändigen. Ich ließ so rasch wie möglich ein großes, dickes Leintuch, vielfach zusammengelegt, in heißes Wasser mit Essig vermischt tauchen und so heiß, als es erträglich war, auf den Leib legen. In sechs Minuten waren die Krämpfe verschwunden, das Erbrechen hörte auf, ebenso das Abführen. Dieses einfache Mittel, drei- bis viermal wiederholt, hat die Kranke gesund gemacht und mein Vorsatz war wieder gebrochen.

Kneipp: Aus meinem Leben, 1891

DER RHEUMATISMUS DES HERRN LANDRICHTERS

Noch zwei Fälle von Cholera und vierzig von Cholerine (ihre leichtere Abart) kurierte Kneipp auf ähnlich einfache Weise. Kein Wunder, dass sich Ärzte und Apotheker der Gegend für die unerwünschte Konkurrenz zu interessieren begannen. Die Anzeige aus Babenhausen alarmierte jedenfalls die bischöfliche Behörde. Man ließ Kneipp die ebenso umständlich wie unmissverständlich formulierte Warnung zukommen, »dass, wenn einerseits das Wasser kein Heilmittel ist, auf dessen Verkauf den Apothekern ein Privilegium zusteht, daher diesbezüglich von einer Gewerbsbeeinträchtigung eine Rede nicht sein kann, andererseits jedoch bei dem Empfehlen oder Anraten dieses Heilmittels große Um- und Vorsicht, zumal für die Geistlichen, sehr notwendig sei, um nicht etwa der Anschuldigung fahrlässiger Tötung – wegen nicht rechtzeitigen Gebrauch des Arztes und der von diesem angeordneten Arzneien, oder Inquisitionen über die obwaltenden Krankheitszustände – die dem Geistlichen nicht zustehen, zu verfallen.«

Die Warnung war nicht aus der Luft gegriffen. Denn bald danach erhielt der erschrockene Pfarrvikar eine Vorladung des Königlichen Landgerichts Babenhausen und gleich auch noch einen Strafbefehl über zwei Gulden wegen »Kurpfuscherei«! Wie sich nun herausstellte, stand hinter der Kampagne nicht bloß der missgünstige Apotheker Semmelbauer, sondern auch ein Dr. Mannheimer aus Fellheim. Die beiden gaben Kneipp ziemlich unverhohlen die Schuld am Tod des kleinen Jeremias.

Das konnte der Priester nicht auf sich sitzen lassen. In seiner Verteidigungsschrift an das Landgericht können wir nachlesen, »dass die Kranken nur solche gewesen sind, die, nach längerer oder jahrelanger Anwendung ärztlicher Mittel, wenig oder keine Hilfe gefunden, auch geradezu von Ärzten abgewiesen wurden, weil keine Hilfe mehr stattfinden werde«. Und weiter, »dass nicht Vorliebe oder Interesse, sondern Mitleiden für die Unglücklichen mich veranlasste, den Versuch mit Wasser auf vieles Bitten zu raten«, wobei er auf die schonendste und natürlichste Weise verfahren sei. Und der kleine Jeremias sei »ganz schwarzblau« gewesen, als man ihn zur Nottaufe gebracht habe. Als ihn die verzweifelte Mutter später noch einmal holte, genügte ein Blick auf das schlafende Würmchen, er konnte der weinenden Frau keinen Rat mehr geben.

Kneipps souveräne Art, sich zu verteidigen, scheint dem Herrn Landrichter Bacherle, einem lebensklugen Mann, imponiert zu haben. Der Pfarrvikar stellte ihm, so berichtete Kneipp in seiner Autobiographie, zwei Fragen: »Wenn jemand krank ist und findet gar keine Hilfe und hat schon mehrere Ärzte gehabt, soll man diesem nicht helfen? Oder wenn jemand all sein Geld für Doktor u. Apotheke ausgegeben und die Ärzte erklären: wir hören jetzt auf, weil Sie kein Geld mehr haben, helfen tut doch nichts – soll man diesem nicht helfen?«

Bacherles Antwort klingt seltsam, man muss ihn sich wohl verschmitzt lächelnd vorstellen: »Ich habe schon sechs Wochen einen recht schmerzlichen Rheumatismus auf dem Genick, kein Arzt kann mir nicht helfen; wissen Sie mir nicht auch ein Mittel, dass ich von diesem lästigen Rheumatismus befreit werde?« Natürlich wusste Kneipp eine Methode, und der Herr Landrichter entließ ihn mit der Ermunterung: »Kurieren Sie die, welche keine Hilfe bekommen oder kein Geld haben, um Hilfe zu suchen, und seien Sie ein Helfer in der Not!«

Naturheilkunde und Ganzheitsmedizin

Die Konkurrenz zwischen Naturwissenschaft und Naturheilkunde ist uralt; schon der griechische Arzt Hippokrates (um 460–370 v. Chr.) verstand sich als Diener der Natur und der Selbstheilungskräfte des Organismus. Um 1850 vereinigten sich »Wasserdoktoren«, Homöopathen, Anhänger des Mesmerismus (magnetische Kräfte sollen per Handauflegung wirken) und Außenseiter wie der »Semmeldoktor« Johann Schroth (Flüssigkeitsentzug und Diät mit trockenen Brötchen) zu einer medizinkritischen Massenbewegung, die von Laien getragen wurde und auf natürliche Heilfaktoren wie Wasser, Licht, Luft und Ernährung setzte.

Und auf eine Ganzheitsmedizin, die weniger punktuelle Reparaturprozesse an beschädigten Organen im Auge hatte, sondern eine gesunde Lebensführung und einen ausgewogenen Rhythmus von Schlaf und Aktivität, Bewegung und Ruhe. Der deutsche »Naturheilbund«, der auch für Schulsport, sexuelle Aufklärung der Jugend, naturbelassene Lebensmittel und Schrebergärten warb, hatte 1889 bereits zwanzigtausend Mitglieder. Regierungen, Ministerialbürokratie und Polizeibehörden behinderten die schwer kontrollierbare Bewegung auf vielfältige Weise.

KLOSTERSCHWESTERN UND WAISENKINDER

Knapp zwei Jahre blieb Kneipp in Boos. Die nächste Versetzung brachte ihm Ansehen und Sympathien, aber auch einen neuen Konflikt mit der Obrigkeit: Er wurde Stadtkaplan in Augsburg – St. Georg, wo man ihn als Beichtvater und Religionslehrer nach Auskunft seines späteren Mitarbeiters und Biographen Dr. Baumgarten »außerordentlich geschätzt« hat. Als er nach sechs Monaten schon wieder den Posten wechseln

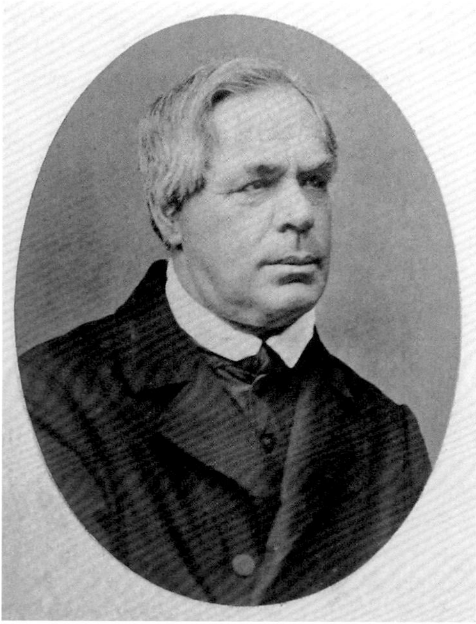

Sebastian Kneipp als Beichtvater am Dominikanerinnenkloster Wörishofen. – Fotografie, um 1855.

sollte – was durchaus üblich war, man wollte den jungen Priestern so einen Schatz möglichst vielfältiger Erfahrungen vermitteln –, da rebellierte seine treue Gefolgschaft unter der Pfarrjugend. Die Buben schickten eine Delegation ins Augsburger Bischöfliche Ordinariat und baten dringend, den beliebten Kaplan in St. Georg zu belassen.

Der Hochwürdige Herr Generalvikar reagierte überaus ungnädig auf den Widerstand des Kirchenvolkes – von dem Kneipp überhaupt nichts wusste. Schon am nächsten Tag hatte er Augsburg Hals über Kopf zu verlassen und seinen Dienst in dem weltentlegenen Dörfchen Wörishofen anzutreten, als Beichtvater im Kloster der Dominikanerinnen. Eindeutig eine Strafversetzung und Degradierung.

Wörishofen: magere Schotterböden, aber auch saftige Wiesen, nicht mehr als zehn größere Bauernhöfe und ein paar armselige Hütten – und mittendrin eine schlossartige Klosteranlage mit einer verschwenderisch im Rokokostil ausgestatteten Kirche. König Ludwig I. hat die in der Säkularisation aufgelöste Niederlassung der Dominikanerinnen 1842 wieder errichtet – mit der Maßgabe, hier eine Mädchenschule und ein Waisenhaus aufzubauen.

Für den neu ernannten Beichtvater bedeutete das viel Arbeit. Denn er sollte nicht nur als sensibler Seelenführer für die inneren Nöte und religiösen Konflikte der Ordensfrauen da sein, sondern sich auch um die in einem der weitläufigen Klostergebäude untergebrachten Waisenkinder kümmern: Bekamen sie genug und gut zu essen? Achtete man auf Hygiene und Körperpflege? Waren die Betten in Ordnung? 1859 eröffneten die Schwestern auf Bitten der benachbarten Gemeinde Türkheim dort eine Mädchenschule; Kneipp kam mindestens zweimal pro Woche hinüber, auf einem mit Lebensmitteln und Haushaltsgegenständen vollgepackten Pferdewagen, hielt Religionsunterricht und hörte Beichte.

Pflichten brachte auch die mit seiner Beteiligung gegründete Haushaltungsschule mit sich. Bald waren es siebzig Mädchen, die hier Nähen, Stricken, eine sparsame Haushaltsführung lernten – so ziemlich alles, was man für eine effektive Arbeit in Haus, Feld und Garten wissen musste. Und Weben, mit dem alten Webstuhl, den Kneipp aus Stephansried ins Kloster hatte bringen lassen!

In den wenigen Jahren seit der Wiederbesiedelung hatten die Schwestern nicht viel für die Landwirtschaft tun können. Kneipp kaufte kraftstrotzende Rinder für den Stall, verbesserte die Getreidesaat und die Düngung der Futterwiesen. Damit das von ihm nicht sonderlich geschätzte Bier wenigstens rein auf den Tisch kam, richtete er eine Klosterbrauerei ein. Kneipp mag die verwöhnten, weltfremden Chorfräulein – oft waren sie adeliger Herkunft – bisweilen etwas derb angefasst haben. Kernige, nahrhafte Kost sollten sie essen statt des dünnen Kaffeegebäcks, und er verdonnerte sie auch zur Arbeit auf dem Acker. Es ist überliefert, dass so eine Klosterdame aus allen Wolken fiel, als ihr der Herr Beichtvater zumutete, eine Fuhre

Mist aufzuladen! Beleidigt legte sie sich danach zwei Tage ins Bett, um ihr überlastetes Kreuz auszukurieren. Doch kaum erschien sie wieder unter den Mitschwestern, da eröffnete ihr Kneipp mit breitem Lächeln, jetzt warte leider die doppelte Menge Mist auf sie. Die Schwester begriff und machte sich von nun an häufiger die Hände mit grober Bauernarbeit schmutzig.

Bald vergötterten sie ihren ungehobelten, aber grundguten Beichtvater, der mit seiner brummig-wortkargen Art und der Neigung zum Kommandieren doch nur gegen die Versuchung zur mystischen Traumtänzerei ankämpfte: Statt sich in die ätherischen Gefilde behaglich-privater Frömmigkeit zu flüchten, sollten die Nonnen zulangen und bei aller Beschaulichkeit nicht vergessen, dass die Menschen draußen ihre Mitsorge brauchten.

Vor allem die Kinder, die verlassenen, ausgesetzten oder zu Waisen gewordenen Kinder! Kneipp, dieser vierschrötige, etwas kauzige Patron, taute in der Gegenwart von Kindern regelrecht auf. Stets hingen ein paar von ihnen an seinen Rockschößen, wenn er auf die Felder hinausging, um den Stand der Saat zu besehen oder Heilkräuter zu sammeln. Für sie verfasste er Gebete zum Auswendiglernen, solides Gebrauchsgut im Stil der Zeit und mit holprigen Reimen:

Euch ruf ich an, so lang ich kann; Jesus Maria Joseph;
In jeder Not bis in den Tod; Jesus Maria Joseph;
Auf Euch ich bau und fest vertrau; Jesus Maria Joseph;
Euch ich empfehl' meine arme Seel'; Jesus Maria Joseph;
Meine Seel' bewahrt, wenn sie ausfahrt; Jesus Maria Joseph;
Nach meinem Tod führt sie zu Gott. Jesus Maria Joseph.

Alfred Baumgarten: Sebastian Kneipp. Biographische Studie, Berlin 1898

Der Lehrer Kneipp verfügte über Autorität in der Klasse; angeblich genügte ein rascher Blick, und das betreffende Kind wusste, dass es gemeint war. Beim Strafen sei er um Gerechtigkeit bemüht gewesen. In seinen Unterricht flocht er spielerische Elemente ein, etwa indem er zwei Dutzend Fragen auf kleine Zettel schrieb, diese zusammengefaltet in sein schwarzes »Käpple« steckte und die Schulkinder jeweils eine Frage ziehen ließ wie bei einer Tombola.

Am liebsten aber war es ihm, wenn sie bei feierlichen Anlässen ein Theaterstück aufführten; da saß der Beichtvater Kneipp wie gebannt, und wenn die Kinder nach ein, zwei Stunden von der Bühne gingen, fragte er ganz enttäuscht: »Ist es schon gar? Wisst ihr nicht noch was?«

»WUNDERMANDL« ODER »GROSSARTIGER PFUSCHER«?

Kneipp wäre freilich nicht Kneipp gewesen, hätte er in seiner neuen Position die Bedürfnisse der Kranken draußen in den Bauernstuben und Einödhütten vergessen, die sich keinen Arzt leisten konnten oder bei den Doktoren keine Hilfe gefunden hatten. »Ich kann gewissenhaft sagen«, beteuerte er später, »ich habe die Medizin geflohen so viel als möglich, aber entkommen konnte ich ihr nicht, da mich gerade die Seelsorge so viel zu den Kranken führte.«

Kaum in Wörishofen angekommen, hat er mit wachem Blick die Waschküche im Kreuzgarten der Dominikanerinnen erspäht. Dieses Gartenhäuschen, das mit seiner sechseckigen Architektur und dem niedrigen Schindeldach wie ein verwunschener Pavillon aussieht, hat er sich gleich für seine regelmäßigen Bäder und Güsse erkoren, und im Lauf der Jahre nimmt er auch seine Patienten mit, um ihnen zu zeigen, wie sie die Wasserkur anwenden sollen.

Denn mittlerweile waren es nicht mehr nur hier eine an der Wassersucht leidende Großmutter und dort ein vom Rheuma geplagter alter Knecht, die an Kneipps erfinderische Hilfsbereitschaft appellierten. Die Kranken kamen jetzt in Scharen, aus der nahen und weiten Umgebung, ja bis aus München: Bettelleute und Tagelöhner, Bauernmägde und Handwerker, aber auch Kneipps einstige Mitstudenten, von denen es manche zum Domherrn oder Theologieprofessor gebracht hatten. An manchen Vormittagen standen sie in langer Reihe vor dem Badehäuschen und warteten geduldig auf das »Wundermandl«, wie man den heilkundigen Klosterbeichtvater längst ehrfurchtsvoll titulierte.

Berühmt geworden sind etliche Fälle aus dem Jahr 1863, Kneipp war jetzt zweiundvierzig Jahre alt und das achte Jahr in Wörishofen: Etwa der im Volksmund staunend so genannte »Jüngling von Sontheim«, ein Mann von etwa zwanzig Jahren, der an zwei Stöcken gehumpelt kam und berichtete, alle Behandlungen und Kuraufenthalte seien erfolglos geblieben, und die Ärzte hätten ihm prophezeit, eines Tages werde er sich überhaupt nicht mehr rühren können. Kneipp gab ihm Kräuterabsud und kalte Güsse mit der Kanne. Nach sechs Wochen war der junge Mann vollständig gesund; vier Jahre später sollte er seinem Wohltäter glücklich schreiben, er schaffe jetzt mühelos Wanderungen von zehn Stunden.

Am weitesten sprach sich das Schicksal der »Blutflüssigen aus Hartental« herum: Man hatte nach Kneipp geschickt, der ihr die Letzte Ölung geben sollte. Am Sterbebett trifft er den Arzt, der ihm mitteilt, die Krankheit wüte nun schon seit dreizehn Wochen und binnen weniger Stunden werde die Frau verbluten. Am Ende seiner Kunst angelangt, verlässt er das Haus, Kneipp bleibt betend bei der kaum noch Lebenszeichen gebenden Kranken sitzen. »Neun Kinder, der Vater an ihrer Spitze, weinten und schrien um die Sterbende, dass es einen Stein hätte erbarmen müssen. Ich unterbrach den Jammer und sagte: ›Weil die Mutter noch nicht tot ist, wüsste ich noch einen guten Rat, der wenigstens nicht schaden könnte.‹« Sein Heilprogramm kostet ein paar Kreuzer: kalte Sitzbäder, Tee aus Mistel und Zinnkraut. Tatsächlich setzen die Blutungen aus, und die Todeskandidatin erlangt ihre Gesundheit vollständig zurück.

Die misstrauischen Wörishofener Bauern errichteten ihrem Wundermann keineswegs ein Denkmal. Im Gegenteil, sie murrten immer vernehmlicher über das bettelarme Gesindel, das auf der Suche nach Hilfe ins Dorf strömte, aber auch über die feinen Herrschaften, die ebenfalls Kneipp konsultieren wollten, müßig auf der Dorfstraße herumspazierten und die Arbeit auf den Feldern mit dummen Fragen störten. Im Dominikanerinnenkloster brachte der Zustrom das trotz Waisenhaus und Mädchenschule immer noch geruhsame Leben durcheinander. Kneipp selbst war weit davon entfernt, sich im neu erworbenen

Ruhm zu sonnen. Den ständigen Zulauf der Bresthaften und Jammernden empfand er immer mehr als Belastung und Störung bei der Ausübung seiner seelsorglichen Pflichten. Es kam vor, dass er die Bittsteller kurzerhand fortschickte.

Kneipp hatte auch die Warnung der bischöflichen Behörde keineswegs vergessen; er wusste, dass er sich mit seinen Hausrezepten und Wassergüssen auf einer gefährlichen Gratwanderung befand. Bereits 1861 hatten ihn der Türkheimer Bezirksarzt Dr. Schmidt und der Wundarzt Kling aus Wörishofen – selbst kein studierter Mediziner, sondern ein begabter ehemaliger Feldchirurg – der »Kurpfuscherei« bezichtigt und von »merkwürdigen Vorgängen in der Waschküche des Klosters« geraunt. Die Sache ging damals bis zum Augsburger Regierungspräsidenten Winfried von Hörmann, der allerdings kurz zuvor Waisenhaus und Mädchenschule hochoffiziell visitiert hatte und von Kneipps Organisationstalent und Seeleneifer höchst angetan gewesen war. Hörmann wies die Klage ab und bescheinigte dem Priester eine »vollkommen korrekte« Handlungsweise.

Doch nun, 1866, fuhr Dr. Schmidt in seinem amtlichen Jahresbericht noch schärferes Geschütz gegen den Wunderheiler im Priesterrock auf. Einen »großartigen Pfuscher« nannte er ihn, »der mit der größten Unverschämtheit seit 12 Jahren sein Wesen treibt, eigene Ordinationstage hält, eine eigene Badeanstalt im Kloster nicht nur für die Insassen desselben, sondern zur Benützung anderer Badegäste, namentlich geistliche Herren, unter anderen auch Laien, Kürassieroffiziere pp., die ihre Badewart im Kloster selbst genießen, errichtet hat, sehr viel ordiniert, zwar keine Bezahlung annimmt, deshalb es doch so einzurichten weiß, dass er für seine Bemühungen nicht leer ausgeht, und was das Schlimmste ist, von den Gesetzen nicht erreicht werden kann, öfters verklagt, immer straffrei ausgeht und deshalb auch seine Unverschämtheit wo möglich auf die höchste Spitze treibt.«

Der Türkheimer Landrichter leitete dieses aus Halbwahrheiten, pikanten Gerüchten und glatten Lügen zusammengerührte Gebräu an das Bezirksamt Mindelheim weiter, wo der Bezirksarzt Dr. Sauter seinen Senf dazugab: Kneipp sei der

»großartigste Pfuscher« im ganzen Amtsbezirk und das Kloster weniger eine Erziehungseinrichtung als eine »gewisse Heilanstalt« – was immer das heißen mochte. Regierungspräsident von Hörmann musste sich wohl oder übel erneut und diesmal sehr gründlich mit den Vorwürfen befassen. Er schaltete das Bischöfliche Ordinariat ein, das den Beichtvater Kneipp alsbald zur Stellungnahme aufforderte.

DARF MAN DEM MITMENSCHEN NICHT MEHR HELFEN?

Kneipps Verteidigungsschrift, unter dem Aktenzeichen 3078 im Augsburger Bistumsarchiv erhalten, ist ein Glanzstück. Dem sonst eher geschraubt und betulich formulierenden Kneipp gelingt es, seine Gegner mit spitzem Sarkasmus zu entwaffnen und überzeugend die Redlichkeit seiner Motive darzutun. Seine »eigene Badeanstalt« bestehe in einem Häuschen mit einer Badewanne und einem Kessel zum Erwärmen des Wassers, was für einen von hundertfünfzig Menschen bewohnten Gebäudekomplex gewiss nicht zuviel Aufwand sei. Von den angeblichen »Kürassieroffizieren« – Dr. Schmidt erwecke den Eindruck, »als wenn schon das halbe Offizierkorps eines Kürassier-Regimentes in Wörishofen sich befunden hätte« – bleibt ein einziger Leutnant aus München übrig, der hier in einem Gasthaus seine Wasserkur durch einen Bedienten bekommen habe. Eigene Ordinationstage halte er keineswegs ab, was der »fleißigen Spionage des Herrn Dr. Schmidt« eigentlich nicht entgangen sein dürfte. Und dass seine Handlungsweise »von den Gesetzen nicht erreicht« werden könne, sei wohl eher eine Rechtfertigung als ein Anklagegrund.

Doch dann geht Kneipp in ernstem Ton zum Grundsätzlichen über. Erneut macht er klar, dass sich seine Tätigkeit auf »allereinfachste Naturheilverfahren mit Anwendung von Wasser und einzelnen Kräutern« beschränkt, Materialien, »die der schlichteste Mensch finden kann«. Den Seitenhieb kann er sich nicht verkneifen: »Hätten die Medizinen der H. H. Ärzte, welche man längst konsultierte, und die ihre Kunst sattsamst versucht hatten, den rechten Erfolg gehabt, so wäre an mich kaum je eine Bitte gerichtet worden, indem gerade Wasseranwendungen und bittere Tränke nicht gesucht werden.«

Statt sich seinen Rat bezahlen zu lassen, habe er mittel- und hilflosen Menschen Hausmittel aus seinem eigenen Vorrat, »mit Einbuße des eigenen Geldes«, mitgegeben. Überhaupt habe er sich stets nur um solche Kranke angenommen, »die oft jahrelang kurieren ließen, viel Geld verdokterten, aber die gewünschte Hilfe nicht fanden«, namentlich arme Dienstboten; Leute aus den höheren Ständen habe er dagegen in mehreren Fällen abgewiesen.

»Mit gutem Gewissen« könne er sagen, »dass ich nichts getan habe, um die Leute, deren Erscheinen mir bei meiner vielseitigen Beschäftigung doch nur eine Last sein kann, anzulocken; ich habe vielmehr das Gegenteil getan, habe sie vielfältig fortgeschickt, ohne sie vorzulassen, wenn mir nicht klar war, dass ein Fall gegeben sei, in welchem mein Rat am Platze wäre; ich darf weiter sagen, dass ich mit den Leuten eher schroff und derb bin, so dass ich mit meinem Herzen oft in Kampf gerate, wenn ich die abgewiesenen Kranken in ihrem elenden Zustande in namenloser Betrübnis unter Weinen und Schluchzen von dannen ziehen lassen muss (...). Es ist notorisch in der ganzen Umgebung, dass es für Kranke schwer ist, zu mir zu kommen, und noch schwerer, etwas von mir zu erlangen.«

Aber solle er sich denn dauernd ein hartes Herz, unwürdig eines Geistlichen, vorwerfen lassen? Im Anhang zu der Verteidigungsschrift listet er siebzehn exemplarische Fälle von Hilfeleistung auf – darunter die »Blutflüssige von Hartental« und andere Patienten, die wir schon kennen – und fragt jedes Mal hartnäckig: »Soll am Ende nicht helfen dürfen, wer zu helfen vermag?« – »Ist dieses medizinische Unverschämtheit, wie Herr Dr. Sauter sagt, oder darf derart ein Mitmensch seinem Mitmenschen helfen?« – »War dies ein Notfall oder nicht?«

Die Anklage ist offenbar im Sande verlaufen. Was Kneipp tat, schien zwar ungewöhnlich, aber nicht illegal. Zumal damals in den Parlamenten lebhaft über die »Kurierfreiheit« diskutiert wurde – womit das Recht gemeint war, auch als Laie medizinische Ratschläge zu erteilen oder Behandlungen vorzunehmen, solange man sich nicht irreführenderweise mit dem Titel »Arzt« schmücke. 1873 wurde das entsprechende Gesetz vom Reichstag verabschiedet und im Zuge der Einführung des Reichsstrafgesetzbuches auch in Bayern geltendes Recht.

»VATER KNEIPP – GESUNDER LEIB!«

Noch während das Verfahren gegen Kneipp lief, kam ein Beamter des Mindelheimer Bezirksamtes – ein Kollege jenes Dr. Sauter, der den Priester einen »Pfuscher« genannt hatte – nach Wörishofen geschlichen und bat händeringend um Hilfe für seine todkranke und schwer depressive Frau. Die Ärzte hätten sie alle schon aufgegeben. Am liebsten hätte Kneipp die Mindelheimer sofort hinausgeworfen, aber die Frau tat ihm so leid, dass er sie dem üblichen Programm unterzog: Wasserkur, Diät. Vierzehn Tage später kam sie wieder, »mit einem herrlichen Humor«. Ihr Mann bekam ihre neu erwachten Kräfte dann auch gleich zu spüren. Kampfeslustig herrschte sie ihn an, man solle sich in seiner Behörde bloß nicht einfallen lassen, diesen famosen Priester weiter zu behelligen: »Euch ist es doch bloß um das Geld!« Ein weiteres Jahr, und die totgesagte Frau brachte einen strammen Jungen zur Welt.

Skeptisch blieben sie im Bischöflichen Ordinariat und im Dorf Wörishofen: Die kirchliche Obrigkeit übte sich im Spagat zwischen wohlwollender Duldung und misstrauischer Distanz. Bischof Pankratius von Dinkel, der von 1858 bis 1894 amtierte, war dem widerborstigen Klosterbeichtvater nicht besonders freundlich gesonnen. Er meinte, ein Pfarrer solle sich nicht so massiv in Geschäfte einmischen, die ihn nichts angingen.

Und die Dörfler warteten immer noch ab – wobei sich mehr oder weniger heimlich eine »Kneipp-Fraktion« zu bilden begann. Die Motive waren unterschiedlich: Stolz auf den prominenten Mitbürger, der den Namen Wörishofen in die Zeitungen brachte. Hoffnung auf einen Modernisierungsschub für die Landwirtschaft. Visionen vom großen Geld, das ein Tourismus- und Kurbetrieb in die verschlafene »Hoimat« bringen musste.

Kamen nicht mit jedem Jahr mehr Patienten? Drei Gasthöfe gab es jetzt schon im kleinen Wörishofen, und die waren stets voll bis unters Dach. Für die »Güsse« hatte Kneipp einige Helfer ausgebildet; die Frauen versorgte meist seine Schwester Theres. Und weil die geistlichen Herren, die sich in der Waschküche der Dominikanerinnen ihre Wasserkur holten, natürlich für böse Gerüchte sorgten, richtete er ein eigenes »Priesterbadhaus« ein.

Die Zahl der naserümpfenden gelehrten Kritiker und der gehässigen Neider nahm zwar nicht ab, aber es scharten sich auch immer mehr treue Gefolgsleute um Kneipp. Dankbare Geheilte wie Veronika Kreuzer aus Wörishofen, die inmitten ihrer zwölf Kinder auf den Tod krank darnieder gelegen war und die der unverbesserliche Amateurarzt mit einer Schocktherapie gesund machte: Zehn Tage lang wurde sie mit eiskalten Umschlägen – nasse Leintücher, die man zusätzlich im Schnee gewälzt hatte – behandelt und dann zur Abwechslung in dicke Wolldecken und einen Getreidesack eingewickelt, der in kochendes Haferstrohwasser getaucht worden war.

Oder der Theologieprofessor und damalige Rektor des Georgianums Dr. Andreas Schmid, dessen Nervenschwäche Kneipp mit kalten Güssen kuriert hatte. Nicht zu vergessen der Kaplan Aloys Stückle aus Schondorf, dessen Geschwister sämtlich an der Schwindsucht gestorben waren und der nun, nach einem Blutsturz, todesmatt zu seinem Wunder wirkenden Amtsbruder gepilgert war, auf den man bereits populäre Lobeshymnen dichtete wie diese: »Dämonen suchten Zauberer einst zu bannen; Kneipp treibt sie aus mit seinen Zauberkannen!« Oder kürzer: »Vater Kneipp – gesunder Leib!« Die Behandlung konzentrierte sich auf Knie- und Rückengüsse, einen Tee aus Lungenkraut und Spitzwegerich sowie Haferschrotsuppe mit Honig. Das Häufchen Elend verwandelte sich in ein Energiebündel; Jahre später wurde Stückle zu Kneipps unentbehrlichem Reisebegleiter und zum Koordinator der allerorts entstehenden »Kneipp-Vereine«.

Christoph Wilhelm Hufeland (1762–1836)
zählte als Hofmedicus in Weimar Goethe, Schiller und Herder zu seinen Patienten. Als Professor in Jena und Berlin und als Staatsrat im preußischen Innenministerium warb er für eine vorbeugende Gesundheitspflege

und für eine »sanfte« Behandlung im Einklang mit den Selbstheilungskräften der Natur. Als »Diener, Alliierter, Freund« der Natur solle sich der Arzt verstehen, nicht als Herr des Geschehens. Hufeland kritisierte die Homöopathen, teilte aber ihr Interesse an gesunder Ernährung und ausgewogener Lebensweise.

Weitgehend unbemerkt von der Öffentlichkeit hatte der Klosterbeichtvater in diesen Jahren seine Methode schrittweise verändert und verfeinert. Kneipps Vorgänger von den beiden »Hähnen« bis zu Oertel und Hufeland in Berlin, von Johann Schroth bis zu Prießnitz in Schlesien hatten oft genug wahre Rosskuren verordnet: Je spartanischer die Diät, je eisiger das Wasser, desto besser. Je massiver und häufiger die Anwendungen, desto höher die Heilungschancen. Kneipp dagegen propagierte in »Meine Wasserkur« (1886) die behutsame Anpassung an die Beschwerden und Bedürfnissen des Einzelnen: »Dreißig Jahre lang habe ich sondiert und jede einzelne Anwendung an mir selbst probiert. (...) Nach meiner heutigen (...) Überzeugung wendet jener das Wasser mit den vorteilhaftesten Wirkungen und sichersten Resultaten an, welcher es in der einfachsten, leichtesten, schuldlosesten Form zu gebrauchen weiß.«

»Im Buch der Schöpfung
verkünden alle Kapitel die Liebe des Schöpfers«

4 Ein Viehdoktor und Agrarreformer ist er auch gewesen

Fünfundzwanzig Jahre war Kneipp jetzt schon Beichtvater im Kloster der Dominikanerinnen, er stand im sechzigsten Lebensjahr, und die Arbeit ging ihm nicht aus: Eifersüchteleien und versteckte Machtkämpfe in der Schwesterngemeinschaft, die kleinen und großen Probleme der Waisenkinder, die Haushaltungsschule, die ausgedehnte Klosterökonomie, deren Erfolge und Erträge die erst so misstrauischen Bauern im weiten Umkreis beeindruckten, die regelmäßigen Gottesdienste und Predigten in der Klosterkirche, nicht zu vergessen Beicht- und Messaushilfen in den umliegenden Orten.

Die Seelsorgsarbeit im Dorf Wörishofen jedoch war Sache des Pfarrers, mit dem Kneipp ein eher distanziertes Verhältnis verband: Man respektierte sich, pflegte aber keine Freundschaft. Kein Wunder, denn der Pfarrer von Wörishofen hieß Michael Ziegler – jener spröde Mensch, der dem Weberbuben einst jeden Gedanken ans Studium hatte ausreden wollen. Als Pfarrer Ziegler jetzt plötzlich von einer Gehirnhautentzündung befallen wurde, konnte ihm auch Kneipp nicht mehr helfen. Im Oktober 1880 war die Pfarrei Wörishofen verwaist.

Warum sich Sebastian Kneipp, der mit Arbeit Überladene, um den freigewordenen Posten im Pfarrhaus bewarb, erscheint nicht recht verständlich. Allein die Betreuung der in immer größerer Zahl herbeipilgernden Kranken forderte den vollen Einsatz des Neunundfünfzigjährigen. Merkle soll ihm zugeredet haben; rechnete sich sein politisch erfahrener alter Lehrmeister aus, die wachsamen Obrigkeiten würden einem Pfarrherrn Kneipp weniger anhaben können als einem einfachen Klosterbeichtvater? War es der trotzige Wunsch, es »denen« zu zeigen, dass der Wasserapostel und Kräuterdoktor auch ein Pfarrhaus anständig führen konnte?

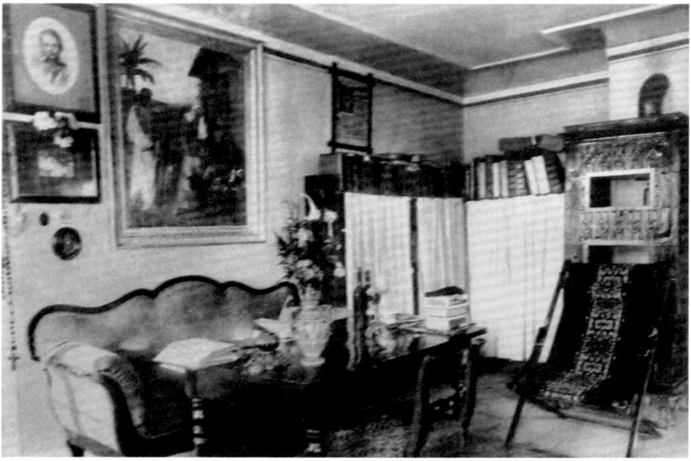

Kneipps Wohnzimmer im Pfarrhof von Wörishofen.

WUCHTIGE PREDIGTEN IN BREITEM SCHWÄBISCH

Jedenfalls erwies er sich einmal mehr als leidenschaftlicher Seelsorger. Morgens um vier Uhr trat er an den Altar, zur Frühmesse. Taufen, Trauungen – mit dem vorausgehenden gründlichen »Brautexamen« –, Beerdigungen, Krankenbesuche übernahm er grundsätzlich selbst; dem Kaplan, den man ihm zur Unterstützung schickte, überließ er lediglich die Seelsorge in den weiter entfernten Filialgemeinden, ein paar Religionsstunden und Andachten und den lästigen Schriftkram. Noch als alter Mann stand der Pfarrer Kneipp, wenn eine ihm anvertraute Seele in die Ewigkeit heimgegangen war, auch bei Eiseskälte und Schneegestöber barhäuptig auf dem Friedhof und hielt dem Entschlafenen eine bewegende Grabrede. Für seine Pfarrkinder war er immer zu sprechen, da ließ er jeden Patienten warten, auch die jetzt immer zahlreicher nach Wörishofen strömende Prominenz.

Mit wahrer Begeisterung organisierte er sogenannte »Konferenzen« für seine Gemeinde, heute würde man Glaubenswochen sagen, mit »Standesvorträgen« für Männer, Frauen, Jünglinge, Jungfrauen. Die schöne Pfarrkirche St. Justina, ihren spätgotischen Backsteinturm, die ärmlich ausgestattete, feuchte Sakristei, den noch weglosen Friedhof renovierte er unter Zuhilfenahme seiner eigenen Ersparnisse.

Damals beging er, so sehen wir es zumindest heute, einen Kunstfrevel, indem er die barocken Altäre der Pfarrkirche durch einen neuromanischen Abklatsch ersetzte. Wobei er sich wiederum auf den Kunstverstand des Theologieprofessors Andreas Schmid verlassen hatte, der sich für seine Befreiung vom Nervenfieber revanchieren wollte und die Arbeiten persönlich überwachte. Das ebenfalls barocke Fresko im Chor mit seiner aggressiven gegenreformatorischen Theologie – von einer strahlend in die Wolken erhöhten Hostie hagelt es Blitze auf Luther, Calvin und Zwingli – tastete Kneipp nicht an, das gefiel ihm offenbar.

Glauben, Kirche und Staat im Zeitalter des Ultramontanismus

Wie Kneipp sich letztlich theologisch verortete, wissen wir nicht – sein Leben fiel jedenfalls in eine kirchengeschichtlich aufregende Epoche. Seit der Säkularisation und nach dem Ende aufgeklärter Theologie im frühen neunzehnten Jahrhundert setzte sich von Rom aus ein immer rigiderer Kurialismus durch, der im ersten Vatikanischen Konzil gipfelte. Glaubenslehre und Glaubensvollzug auch der deutschen Katholiken orientierten sich verstärkt »ultra montes« – auf Rom.

Dort wurde spätestens seit dem Dogma der Unbefleckten Empfängnis (1854) und dem »Syllabus errorum« (1864) der modernen Welt der Kampf angesagt: Individualismus, Materialismus, Kapitalismus, Liberalismus galten als Teufelswerk, das die Phalanx der Gläubigen geschlossen zu bekämpfen habe. Wallfahrten, Heiligen- und Marienverehrung oder der Herz-Jesu-Kult erfuhren kontrollierte Förderung, um die Herzen aller Katholiken von der Wiege bis zur Bahre ins katholische Milieu zu bannen. Der Konflikt zwischen Kirche und säkularem (National-)Staat – der zuvorderst Schule und Ehegesetzgebung für sich beanspruchte – kulminierte im Kulturkampf, den Bismarck und die mit ihm verbündeten

Liberalen in den 1870er Jahren gegen Papst, Bischöfe und die Zentrumspartei durchfochten. Politisch liberal agierende Katholiken gerieten schnell unter die Räder; die frisch gegründeten Altkatholiken verschwanden auf Dauer in der Bedeutungslosigkeit.

Gerade in Bayern besaß der romtreue politische Katholizismus eine widerstandsfähige Hochburg. Hier hatte schon vor der Reichsgründung 1871 die prononciert preußenkritische Patriotenpartei die Mehrheit im Landtag, die über Altbayern hinaus nun auch das katholische Franken und Schwaben integrierte – nicht zuletzt über ein rühriges kirchennahes Vereinswesen und wortgewaltige Priester, die sich durch den »Kanzelparagraphen« nicht von ihrer Mobilisierung der Rechtgläubigen abbringen ließen.

Wie immer es auch in Kneipps gläubigem Herzen aussah: Als Student in Dillingen und im Georgianum hatte er sich kaum einen zusammenhängenden Text merken können; jetzt predigte er mit Leidenschaft und einer Donnerstimme, die nicht müde wurde, auch wenn er an einem Sonn- oder Feiertag vier bis fünf Ansprachen zu halten hatte – die Predigten in der Pfarr- und in der Klosterkirche, einen geistlichen Vortrag bei den Dominikanerinnen (deren Beichtvater und Seelenführer er ja weiterhin war und bis zum Tod blieb), eine Rede an die Kurgäste und manchmal auch noch eine Predigt in einer Ortschaft des Umkreises, wo man ihn eingeladen hatte oder der kranke Pfarrer zu vertreten war. Für solche Hilfsdienste nahm Kneipp grundsätzlich kein Honorar.

»Er sah nicht so sehr auf fein und logisch gegliederte Predigten als vielmehr auf Fasslichkeit und auf großen Bilderreichtum«, bemerkt der erwähnte Professor Schmid aus München. »Seine Stimme war ungewöhnlich stark, ohne je zu ermüden, entbehrte aber musikalischer Ausbildung und eines schönen Klanges.« Vielleicht hat dem Professor auch Kneipps breit gedehntes Schwäbisch nicht gefallen, das er sich nie abgewöhnte und auch trotzig beibehielt, als er später in Berlin, Wien und Paris Vorträge über seine Methode absolvierte.

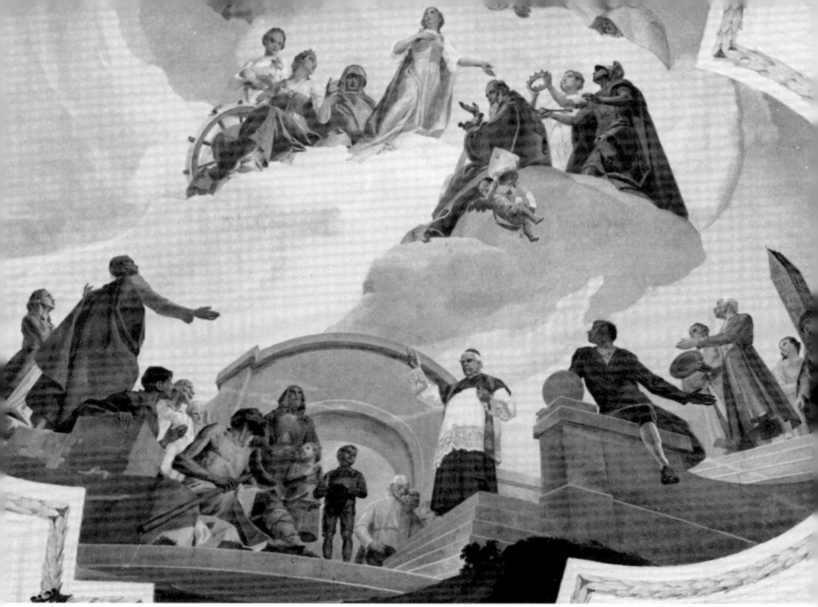

Monsignore Kneipp steht vor dem Himmelstor und zeigt Kranken und Gesunden den Weg zum ewigen Glück. 1936 fügte Johann Michael Schmitt aus Hohenschäftlarn den barocken Fresken der Wörishofener Pfarrkirche St. Justina diese Erinnerung an den 1897 gestorbenen Pfarrherrn hinzu. Das einer kleinasiatischen Märtyrerin geweihte Gotteshaus stammt aus dem 16. Jahrhundert und wurde später barockisiert.

Alfred Baumgarten, Kneipps rechte Hand als Mediziner, bescheinigt diesen Predigten ebenfalls eine einfache Wortwahl, aber auch »elementare Gewalt«, »Naturwahrheit« und einen erfrischend ungekünstelten Stil. Christen aller Konfessionen, »selbst Israeliten« hätten ihm gern zugehört. Baumgarten: »Ich kenne einen protestantischen Pfarrer, der öfter in Wörishofen war und niemals eine Predigt Kneipps versäumte.«

Menschlich, einfühlsam, lebensklug muss er geredet haben, etwa am Georgi-Fest 1853 in Rieden (eine seiner ganz wenigen erhaltenen Predigten): »Christ, wo gehst du hin?« fragt er durchaus drohend, erinnert an die kurze Spanne zwischen Wiege und Grab und an das Gericht, bei dem alles ans Licht kommen wird. Die Habsüchtigen, »deren Herz ein Sack werden kann«, sollen nur einmal mit einem Leichenzug auf den Kirchhof gehen und in die kühle Grube hinabblicken, wo nur Platz für einen Sarg ist und für keinen Reichtum dieser Erde. »Für wen scharrt ihr denn zusammen?« Die Eitlen und Stolzen sollen sich von einem Totenschädel Weisheit predigen lassen – und die Armen, Kranken, Verfolgten Trost und Gelassenheit.

Aber dann wird der Polterer auf der Kanzel plötzlich ganz sanft und sinniert über die Kinder nach, die in der Schule vor ihm sitzen und bald ins Menschenleben treten sollen, »wo Freude und Schmerz, Tugend und Sünde, Glück und Unglück einander die Hand reichen«, Schuld und Kummer auf sie warten. »Sagt, Geliebte, die ihr Eltern, Lehrer, Geschwister und Verwandte dieser Kleinen seid; sagt, die ihr das Leben kennt, die ihr wisst, was Leben heißt, sagt selbst, ob diese Gedanken nicht geeignet sind, jeden, der diese Kleinen betrachtet und sie liebt, mit tiefem Ernst zu erfüllen? (...) Eltern, denket öfters, eure Kinder gehen ins Leben. O führet sie, dass sie euch einst segnen!«

DER HOCHWÜRDIGE HERR AUF DEM VIEHMARKT

Vielleicht hat er wirklich geglaubt, mit solch Kräfte zehrendem seelsorglichem Engagement die Kritiker seiner »wilden« Heilpraxis besänftigen zu können. Vielleicht stürzte er sich aus demselben Grund zu jener Zeit so hingebungsvoll in die Ökonomie. Anfangs hatten die Bauern ungläubig gelächelt, wenn der Hochwürdige Herr eigenhändig den Mist auf die Wiesen fuhr und eine folgsame Horde von Klosterschwestern in der schweren Feldarbeit unterwies.

Misstrauisch hatten sie beobachtet, wie er auf den Klosteräckern neumodische Methoden einführte, mit importierten Samensorten experimentierte, Sumpfland trockenlegte, die nassen Wiesen drainierte, aus Kaufbeuren eine hochmoderne Stahlegge mitbrachte, die viel tiefer in den Boden drang als die herkömmlichen Holzgeräte, im Klostergarten Bäume okulierte und merkwürdige Obstsorten erntete. Seine freundlich, aber ungefragt erteilten Ratschläge hatten sie sich verbeten; was bildete sich der studierte Büchermensch ein, an ihrer Arbeit herumzukritisieren, die anstrengend genug war? Und warum sollten sie mit ihren Äckern und Wiesen plötzlich anders umgehen als der Vater und Großvater; waren das etwa keine rechten Bauersleute gewesen? Wozu die Ställe elektrisch beleuchten, wie man es jetzt bei den Dominikanerinnen machte; war das nicht eine verrückte Idee?

Fortschritte in der Landwirtschaft

Nach der endgültigen Beseitigung der Grundherrschaft – der so genannten »Grundentlastung« – im Gefolge der Revolution von 1848/49 konnte auch in Bayern eine durchgreifende Modernisierung der Landwirtschaft einsetzen. Auf breiter Front brach sich die Anwendung naturwissenschaftlicher Erkenntnisse Bahn: Die »Landwirthschaftliche Centralschule«, seit 1852 wieder in Weihenstephan, beförderte die wissenschaftlich fundierte Ausbildung der »Landwirte«. Die Modifikation der traditionellen Dreifelderwirtschaft durch »Brachfrüchte« (beispielsweise Kartoffeln, Rüben, Klee und Luzerne) ließ die Anbaufläche um zwei Drittel wachsen; die Kultivierung der Blattfrüchte ermöglichte ganzjährige Stallhaltung, verbesserte Viehhaltung steigerte die Stalldungerzeugung – was wiederum dem Ackerbau zugute kam.

Justus von Liebigs (1803–1873) Mineraldünger, für dessen Produktion 1857 eine Düngemittelfabrik bei Rosenheim angelegt wurde, führte maßgeblich zur Verdoppelung der Erträge beim Getreideanbau zwischen 1800 und 1910. Eisen und Stahl ersetzten das Holz der traditionellen Geräte, neue Maschinen einfachere Arbeiten wie das Heuwenden und -rechen; schließlich folgten Sä- und Mähmaschinen – die Mechanisierung der Landwirtschaft war nicht aufzuhalten, ebenso wenig die Abwanderung überflüssig gewordener Arbeitskräfte in die größeren Städte. In vielerlei Hinsicht, etwa durch die Förderung des Genossenschafts- und Vereinswesens oder die Landeskultur-Rentenanstalt von 1884, unterstützte und subventionierte der bayerische Staat die Landwirtschaft, mit dem Ziel, dass ein breiter bäuerlicher Mittelstand den monarchischen Staat auch fürderhin stützen möge.

Kneipp wusste jedenfalls , was er tat, und die Klosterschwestern hatten Augen im Kopf: Sie sahen, welche Erfolge der spintisierende Bauernpfarrer einheimste, wie die maroden Grundstücke des Klosters aufblühten, wie die Kühe und Ochsen gediehen, die er selbst auf dem Markt in Kaufbeuren gekauft hatte, Zähne, Beine und Euter kritisch prüfend wie ein mit allen Wassern gewaschener Viehhändler. Die Wörishofener begannen ihren Misstrauenspanzer abzulegen. Sie begannen Erfahrungen mit dem offenbar doch nicht ganz untalentierten Hochwürdigen Herrn auszutauschen, sie fragten nach seinen neuen Methoden und was das alles so koste – ganz beiläufig, er sollte nur nicht glauben, dass er sie schon überzeugt hätte.

Man begann den geistlichen Herrn auch als Viehdoktor zu schätzen. Eines Tages hielt er irgendwo draußen auf dem Land eine Predigt auf Bitten eines Mitbruders, danach kam eine Bauersfrau und klagte, ihre Kuh sei krank, Kneipp möchte doch nach ihr sehen, sie habe nur diese eine. Sofort stand er auf, schaute sich das Tier an und verordnete Wasseranwendungen und spezielles Futter – genau wie beim Menschen. Die Kuh, wen wundert's, wurde gesund. Nach einiger Zeit kam dieselbe Frau zu ihrem Ortspfarrer, druckste ein wenig herum und schlug dann vor: »Könnte man nicht einmal wieder den Herrn Pfarrer Kneipp zur Predigt kommen lassen? Meiner Kuh fehlt wieder was.«

Mittlerweile hatte Sebastian Kneipp seine Erfahrungen und Reformideen in etlichen Büchlein zusammengefasst, die in unterhaltsamer Dialogform gehalten waren, populär sein wollten, sich aber schlecht verkauften: Gedruckte Lehren, vor allem solche umstürzlerischen, schätzte das Bauernvolk nicht. Immerhin waren die Bändchen auch noch nach dem Tod des Autors in manchen Landwirtschaftsschulen des In- und Auslandes im Gebrauch.

Kneipps erstes Büchlein erschien 1874 bei Friedrich Feuerlein in Kempten und trug den schrecklich umständlichen Titel »Fritz, der fleißige Landwirth. Ein Büchlein, worin enthalten sind die seit 18 Jahren gemachten Erfahrungen in Verbesserung der Landwirtschaft als einfache Anleitung für jeden Landwirth, der bemüht ist, seinen Betrieb zu verbessern, von Sebastian Kneipp, Beichtvater im Frauenkloster zu Wörishofen«.

Was der Agrarreformer im Priesterrock bei zahlreichen Vorträgen auf Bauernversammlungen empfohlen hatte und hier wie in einem Schnellkurs bündelte, kennen wir zum Teil bereits aus seiner Praxis auf den Klosterländereien: Von Zeit zu Zeit ein Wechsel der Saatsorte, »um eine gute Bodenmischung zu erzielen«. Einführung der eisernen Egge an Stelle der gebräuchlichen aus Holz, damit die Saat nicht unter Erdschollen erstickt. Der »schwere Haber« soll im Frühjahr möglichst tief – um nicht von den Vögeln herausgepickt zu werden – und nicht zu dicht gesät werden, sonst gibt es nur einzelne, kurze Halme. Man darf nicht zu früh säen, damit der zarte Keim nicht durch die Kälte leidet, aber auch nicht zu spät, »denn der Haber braucht noch die Winterfeuchtigkeit.«

Die Gerste hat laut Kneipp einen sehr kräftigen Boden nötig; der Sommerweizen bringt besonders reichen Ertrag und kerniges Stroh, ideal zum Verfüttern. Die verachteten Kartoffeln nimmt er gegen alle Vorurteile in Schutz: Sie seien ausgesprochen nahrhaft und könnten überall angebaut werden, auch auf Sandgrund und Moorboden. Beim Düngen muss man aber vorsichtig sein: Verwendet man zu viel Stall- oder Schafsdünger, bekommt man zwar große, aber speckige, leicht in Fäulnis übergehende Kartoffeln. Auch hier soll man nach vier oder fünf Jahren die Sorte wechseln beziehungsweise die Saatkartoffeln aus einer anderen Gegend beziehen.

WARUM DIE ALLGÄUER KÜHE ETWAS BESONDERES SIND

Und so geht es weiter in bunter Fülle, nützliche Tipps und praktisch erprobte Anregungen zu so ziemlich jeder Frage von Saat und Ernte. Den Problemen im Stall und auf der Weide wendet sich der bodenständige geistliche Herr in seinem zweiten Büchlein zu »Fritz, der eifrige Viehzüchter«. Beim Kauf von Vieh empfiehlt er, zunächst auf die Rasse zu achten; die Allgäuer Kuh sei ganz anders als die fränkische oder österreichische, auf Grund der unterschiedlichen Bedingungen von Klima, Luft, Nahrung und Wasser.

Wenn jemand seinen Viehbestand verbessern will, dann soll er sich die besten Zuchttiere suchen und kein »verkümmertes« oder »fehlerhaftes« Exemplar nehmen, nur weil es billig ist. Gute Erfolge kann man laut Kneipp auch durch glückliche Kreuzung erzielen, der fremde Viehschlag darf dem eigenen aber nicht zu unähnlich sein. Unbefangen geht der Hochwürdige Herr ins Detail: »Für das braune Vieh, wie für das graue, und somit für den kleinern Allgäuerschlag, wie für's Tiroler Vieh und ähnliches taugt am besten ein Schweizer Stier (Montafurner).«

Nur Kälber von schön gebauten, gesunden, kräftigen Kühen sollen sie nehmen, rät Sebastian Kneipp seinen Lesern. Wie man die erkennt? »Wenn ein Kalb nicht regelmäßig bei gutem Appetit wäre oder öfters das Abweichen hätte, dies wäre ein Zeichen, dass es nicht gesund wäre. Das Kalb muss ferner gern liegen, aber dabei nicht den Verdacht erregen, als ob es schlaff sei; deshalb soll es, wenn es steht, recht munter sein. Die aber zu lebendig sind und wenig ruhen, und bei der geringsten Unruhe wieder aufstehen, solche taugen nicht zum Anstellen (...).«

Bauern reden über ihr »Nutzvieh« oft anders als sensible Tierschützer – und haben doch eine ganz selbstverständliche Achtung vor der Kreatur. Das klingt auch bei Kneipp durch, wenn er von den Bedürfnissen der Tiere redet und verlangt, den Stall mehrmals am Tag zu lüften, auf Ausdünstungen feuchter Stallmauern zu achten, den Dung täglich herauszuräumen und Reinlichkeit walten zu lassen. Junge Tiere und Mastvieh brauchen viel Wärme, und füttern soll man in kleinen und gleichen Portionen, immer zur selben Zeit und ohne Unterbrechung, damit die Tiere nicht nervös werden.

Mit der gern vernachlässigten Wiesenkultivierung befasst sich das dritte Büchlein »Fritz, der fleißige Futterbauer«, das Kneipp im Selbstverlag herausbringt – der mäßige Erfolg der beiden ersten Bändchen hat den Verleger Feuerlein offenbar abgeschreckt. Kneipps Motiv ist klar: Während die Wiesen in der Regel einem »Freistaat« gleichen, »wo alles aus- und einziehen kann, wie es eben will«, gehört zu einem erfolgreichen

Futterbau eine entsprechende Bodenbearbeitung. Kneipps Ratschläge hätten jedem Allgäuer Bauern Ehre gemacht: Im Frühjahr soll man mit einer scharfen, eisernen Egge »schonungslos« auf der Wiese umherfahren, jede Stelle drei-, viermal behandeln, damit der danach ausgesäte Grassamen tiefer in den Boden gelangen und robuster wachsen kann. Die Wiese soll man sodann mit kräftiger Gülle, mit Asche und Gips vermischt, begießen und diese Prozedur nach drei bis fünf Wochen mit einer geringeren Menge Gülle wiederholen.

Welcher Samen am besten taugt? »Auf das Tagwerk säe man eine Mischung von a) 1 ½ Pfund weißem englischen Klee, b) 2 Pfund Luzenwerkklee, c) 2 Pfund Timothiengras, endlich d) 1 Pfund Riesenklee.« Und wie viele Kleesorten er kennt! Neben dem am stärksten verbreiteten Rotklee den Luzernerklee (auch »ewiger Klee« genannt), den Esparsette-Klee (laut Kneipp ein Leckerbissen für die Rinder und doch genügsam im rauesten Klima, wo der Boden nur Kalk enthält), den Riesenklee (der mehr Ertrag gibt als jede andere Futterpflanze), den Weißklee und schließlich als »letzten Schrei« den sehr schnell wachsenden Incarnatklee, der am besten zur Gründüngung taugt.

Da überrascht es nicht mehr, dass der »Landwirtschaftliche Verein für das Königreich Bayern« Sebastian Kneipp ein Ehrendiplom nebst silberner Gedenkmünze »für verdienstliche Leistungen in der Landwirtschaft« verleiht – wozu sich bald ein zweites Ehrendiplom gesellt, ausgestellt von der »20. Wanderversammlung deutscher und österreichischer Bienenwirte«.

DER MORALISCHE WERT DER BIENENZUCHT

Kneipps Vorgänger als Klosterbeichtvater hat ihm zu seiner großen Freude vierzehn Bienenvölker vermacht. Schon als Bub hatte der Baschtl an dem Bienenstock, den ihm der Vater geschenkt hatte, mehr Vergnügen, »als wenn ich einen Bauernhof bekommen hätte«. Kneipp widmet sich den emsigen Brummern mit nie versiegender Aufmerksamkeit, er fehlt bei keiner Versammlung der schwäbischen Bienenzüchter, hält sachkundige Vorträge (»Wie können die Stöcke gegen Wachsmotten geschützt werden?«) und wird auch wieder als Autor tätig. Sein »Bienen-

Büchlein« enthält im Vorwort eine köstliche moralische Schlagseite: Jeder Hausvater auf dem Lande soll für seine Söhne unbedingt einen Bienenstock anschaffen, »denn die Bienen gewähren die beste Unterhaltung, halten die Jungen von vielem Schlimmen ab und sind denselben immer ein Beispiel des Fleißes.«

Kneipps besondere Liebe gehört den Krainer-Bienen »mit ihren lieblichen weißen Reifchen«. Und er mahnt, die Tierchen einfühlsam zu behandeln: Wenn man den Korb aufhebt, soll man das ganz sanft und ohne Erschütterung tun, nachdem man zuvor ein wenig Zigarrenrauch zum Flugloch hineingeblasen hat. Ihre Stöcke soll man im Schatten aufstellen, wo es trocken ist und ein kühlendes Lüftchen weht.

Das letzte Büchlein in dieser Reihe ist »Die Kaninchenzucht« betitelt und lässt sich leider vorrangig von den Interessen des Gourmets (»Weil die Franzosen gerne gut essen, zweifle ich gar nicht, dass sie nicht gut sind«) und der Bekleidungsindustrie leiten (»Die grauen Haare haben einen Vorzug bei dem Hutmacher«). Kneipp informiert in aller Seelenruhe über die beste Methode, die Hasen umzubringen (»wenn man sie mit der linken Hand an den Ohren hält und mit der rechten ihnen einen kräftigen Schlag auf das Genick gibt«) und empfiehlt, ihnen alsbald das Blut durch einen Stich in den Hals auszulassen. »Noch vorteilhafter ist, wenn man dem getöteten Hasen ein Auge aussticht, das Blut lauft da alles aus, und der Balg bekommt kein Loch.«

Nicht mit irgendeiner Maschine, sondern mit den eigenen Händen Nutztiere zu töten, gehört wie selbstverständlich zur vorindustriell betriebenen Landwirtschaft. Es war eine völlig alltägliche Sache, Hühnern den Hals umzudrehen oder possierliche Kaninchen in einen kräftigen Sonntagsbraten zu verwandeln, darüber machte sich kein Mensch irgendwelche Gedanken. Immerhin fordert Hochwürden Kneipp für seine langohrigen Mitgeschöpfe gutes Futter und frische Luft und einen Stall, in dem sie sich wohlfühlen können: »Helle müssen die Hasen haben (...) und jeden Tag werde frische Streue in die Ställe gebracht (...), täglich zweimal frisches Wasser ist ihnen notwendig. (...) Jede Häsin bewohnt einen eigenen Stall; auch der Haser logiert allein in einem Stalle.«

»Das meiste habe ich gelernt aus der Schule der Erfahrung und nur weniges aus den Büchern«

5 Die Kraft des Wassers und der Kräuter macht den Pfarrer von Wörishofen weltberühmt

Kneipp mochte ein rastloser Seelsorger sein und ein passionierter Landwirt – auf seine Leidenschaft, den kranken Menschen zu helfen, konnte er nicht verzichten. Wie hätte er einen vom harten Bauernleben ausgelaugten alten Knecht wegschicken können, mit dem sich kein Arzt mehr abgeben wollte? Wie die todkranke junge Mutter allein lassen, um deren Bett sich eine weinende Kinderschar drängte? Der Pfarrer Kneipp riet und kurierte weiter, mochte er sich damit auch in Teufels Küche bringen. Sein engster medizinischer Mitarbeiter Dr. Baumgarten hinterließ eine plastische Schilderung:

Sprechstunde bei Pfarrer Kneipp

»Eine Sprechstunde bei Kneipp war tatsächlich ein Ereignis, wie man merkwürdiger nicht manche finden wird. Wenn die Sprechstunde vormittags um 8 Uhr anfangen sollte, so sah man bereits eine halbe Stunde vorher eine geduldig oder ungeduldig wartende und schiebende Menge in den Warteräumlichkeiten sich bewegen. Allerlei Sprachen hörte man sprechen, Dolmetscher wurden gesucht, die Slawen kauerten in einer Ecke, lebhafte Franzosen in der anderen; der Spanier in seiner Grandezza schaute auf dieses Treiben würdevoll, die Bauern aus der Umgebung wussten sich vor Erstaunen nicht zu fassen; kurz und gut, ein absolut internationales Bild.
Die verschiedensten Krankheiten, verbundene Köpfe, gelähmte Glieder, Leute mit Muskelzuckungen und dann wieder Bleiche, Blutarme; schließlich solche, denen gar nichts fehlte – alle möglichen und unmöglichen Leiden konnte man sehen. Und nun kam er, meist auf der Straße

von einigen ganz Ungeduldigen ankonsultiert, denen gelegentlich eine recht derbe Abfuhr zuteil wurde, mit der Bemerkung: ›Kommen S' in die Sprechstunde!‹ Der ›Spitzl‹, sein treuer Hund, war natürlich im Gefolge. So kam er in das Sprechzimmer hinein, meist guter Dinge. Und nun begann die Krankenvorstellung. Zu dreien, vieren, manchmal auch einzeln nur, wurden die Kranken in das geräumige Sprechzimmer vorgelassen.«

Alfred Baumgarten: Sebastian Kneipp. Biographische Studie, 1898

Wie man sieht, haben sich die eher zufälligen Begegnungen mit dem Elend im Lauf der Jahre in ein festes Ritual verwandelt, das tatsächlich der Prozedur in einer Arztpraxis ähnelt. Haben die Gegner Recht, die dem »Bauerndoktor« Etikettenschwindel und Amtsanmaßung vorwerfen?

BISWEILEN GENÜGTE EIN BLICK IN DIE AUGEN

Der erste Eindruck täuscht. Kneipp hat immer sehr darauf geachtet, die Grenzen zwischen den natürlichen Heilmethoden, die sich jeder Mensch ohne große Mühe aneignen konnte, und der soliden Fachausbildung eines Mediziners nicht zu verwischen. Übereifrige Gefolgsleute und Nachahmer gaben zwar die Parole aus, mit Kneipps Auftreten sei der Berufsstand der Ärzte überflüssig geworden, und er selbst mag bisweilen den Irrglauben genährt haben, die Wasserkur könne jede Krankheit auf der Welt heilen – Genies sind zwangsläufig einseitig –, und wusste doch genau: »Ich habe nicht alle geheilt, die Hilfe bei mir suchten; dies zu glauben, wäre ein Unding; dann müsste ja der Tod abgesetzt werden.«

Wer ihn bei diesen Sprechstunden genau beobachtete, dem musste ganz im Gegenteil sein respektvoller Umgang mit den Ärzten auffallen. Denn ein Arzt war immer dabei, anfangs ein einziger, meist ein enger Mitarbeiter wie Alfred Baumgarten, später mehrere. Als Kneipps Ruhm den Gipfel erlangt hatte, drängten sich manchmal ein Dutzend Mediziner und Universitätsprofessoren in das Sprechzimmer, um sich Notizen zu machen und bei interessanten »Fällen« auch die Behandlung und den Heilungsprozess danach zu verfolgen; Kneipp machte aus seinen Therapien nie ein Geheimnis.

»Ich will durchaus nicht über dem Fachmann stehen«, stellte er später in seinem Ratgeber »So sollt ihr leben!« klar, »im Gegenteil, ich habe vor jedem Stand, der recht verwaltet wird, die größte Achtung (...); auch gehe ich durchaus nicht darauf aus, der wissenschaftlichen Medizin Konkurrenz zu machen; ich erkenne das Gute gerne an, wo ich es finde, aber ich muss auch der Wahrheit Zeugnis geben und das verkehrt Erkannte als solches bezeichnen.« Meinte er damit die damals modischen Rosskuren mit Aderlass, Blutegeln und Brechweinstein? Ein ernsthafter Mediziner stellte die Behauptung auf, diese Therapien hätten mehr Menschen das Leben gekostet als der ganze napoleonische Krieg!

Mit der Zeit bildete sich jedenfalls eine klare Arbeitsteilung bei den Sprechstunden heraus: Der Patient wurde zunächst vom Arzt untersucht und dann mit der entsprechenden Diagnose Kneipp vorgestellt, der ihn sich noch einmal genau ansah, ausfragte und schließlich einem neben ihm sitzenden Sekretär die Therapie diktierte. Es kam durchaus vor, dass er in sehr schweren Fällen jede Behandlung ablehnte und den

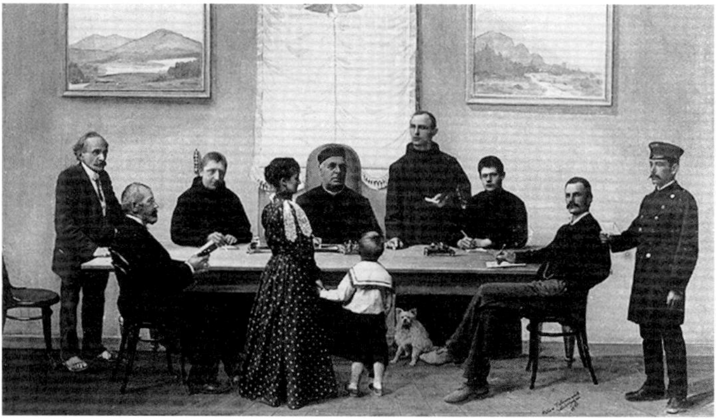

Bei der Sprechstunde war Pfarrer Kneipp immer von seinen Mitarbeitern – Ärzte und später auch Barmherzige Brüder – umgeben. Neben ihm stehend sein Sekretär, Frater Bonifaz Reile. – Fotografie, nach 1892.

Kranken an einen Facharzt weiterempfahl. Und es gab Todgeweihte, an die sich auch Kneipp nicht mehr herantraute; selbstverständlich sagte er ihnen die Wahrheit nicht brutal ins Gesicht, sondern er führte ein mitfühlendes Gespräch mit ihnen und schickte sie mit einem Rezept oder ein paar Anweisungen, die kaum helfen, aber auch nicht schaden konnten, nach Hause zurück.

Aufgeschlossene Mediziner wie Baumgarten fanden nichts Ehrenrühriges daran, sich auf die Diagnose zu beschränken und dem erfahrenen Laien Kneipp, durch dessen Hände Tausende, wenn nicht Zehntausende Kranker gegangen waren (bis zu dreihundert Patienten täglich hatte er in den letzten Jahren), die Behandlung zu überlassen. Normalerweise sei so etwas nicht praktikabel, gesteht Baumgarten zu, aber Kneipp sei als einsame Autorität ein Sonderfall: »Vor dem Genie den Kopf zu beugen, beweist Selbstachtung und Stolz; darüber zu lachen, beweist Dummheit; es nicht zu wollen, Beschränktheit.« Und für Kneipp war es selbstverständlich, einen Arzt für die Diagnose zu benötigen; er habe ja nicht Medizin studiert. Seine Sache sei es lediglich, Ratschläge zu erteilen.

Womit er natürlich bescheiden untertrieb. Oft genug brauchte er einen Kranken nur anzusehen, um seine eigene Diagnose zu stellen – unkonventionell und unter Verzicht auf das übliche medizinische Vokabular, aber verblüffend treffsicher. Manchmal genügte ihm ein scharfer Blick in die Augen des Patienten oder eine flüchtige Untersuchung seiner Ohren: Waren sie kräftig durchblutet oder schlaff und blutleer? Intuition!

Die akademischen Kapazitäten unter seiner Zuhörerschaft mögen entsetzt gewesen sein, wenn sie sich diesen unverschämt selbstsicheren Bauernschädel ansahen, wie er da zwischen Arzt und Sekretär an einem langen Tisch thronte, die Zigarre im Mundwinkel, das Käppchen auf dem schlohweißen mächtigen Kopf, die obersten Knöpfe der abgewetzten Soutane leger geöffnet, einen Patienten nach dem anderen herrisch zu sich winkte und ohne viel Federlesens seine derben Weisheiten von sich gab: »Arbeiten S', dann sind S' g'sund!« –

»Ach was, eine Kaffeeschwester bischt, daher kommt das ganze Übel, hab ich recht oder nicht?« – »Aha, Ihre Krankheiten wissen S' alle genau zu sagen, aber die Todsünden, die Sie dahingebracht, die sagen S' mir nicht, gell!«

Und dann, im barschen Kommandoton, die Anweisungen für die Behandlung, ein unwilliger Blick, wenn der wie ein armer Sünder abgefertigte Patient noch eine Frage heraus zu stammeln wagte, und ein brummiges »D'r Nächschte!«

Was man vom Herrn Doktor erwartete

In der ersten Hälfte des neunzehnten Jahrhunderts rivalisierten noch überall in Deutschland zwei Kategorien von Ärzten miteinander: die promovierten Mediziner mit Hochschulabschluss und die »Bader«, Wundärzte und Chirurgen, die innerhalb ihrer Zunft ausgebildet worden waren und unter strenger Kontrolle der Gesundheitsbehörden standen. Beide »Klassen« von Medizinern behandelten ihre Patienten zu Hause in deren Wohnungen, erst seit der Mitte des Jahrhunderts begannen immer mehr Ärzte Sprechstunde in der eigenen Praxis zu halten und dort auch chemische und physikalische Untersuchungsmethoden anzuwenden; bisweilen wurden auch Labor-Institute beigezogen. Arme Patienten behandelten sie in der Regel unentgeltlich, allenfalls gegen Naturalien; besser gestellte Patienten bezahlten dem Arzt zu Neujahr eine feste Summe für die ganze Familie.

In Bayerisch-Schwaben hatte ein städtischer Arzt um die Jahrhundertmitte durchschnittlich 1672 Personen zu versorgen, ein Landarzt dagegen 3360 Einwohner. Um 1860 verzeichnet der »Physikatsbericht« der Landgerichtsärzte für den Bezirk Mindelheim an »Sanitätspersonal« vier Ärzte, einen Chirurgen, einen approbierten und fünf »einfache« Bader, sechzehn Hebammen und zwei Apotheker. Die einfachen Leute begegneten der akademischen Ärzteschaft mit tief eingewurzeltem Misstrauen und kamen oft erst, wenn Naturmedizin, Gebete und Amulette versagt hatten: »Dass Krankwerden und Kranksein ein dynamischer Prozess ist, wird nicht begriffen«, klagt der Physikatsbericht aus Wertingen; »die niedrigsten Anfangsstufen auch der gefährlichsten Krankheiten achtet man nicht. Heftiger Schmerz, schneller Ausbruch des Leidens oder die Nachricht, dass dieser Arzt oder dieses Mittel in ähnlicher Lage geholfen hat, ist häufig der Grund, ärztliche Hilfe zu suchen. Dies selbst betrachtet man als Gegensatz der Krankheit und fordert, dass sie im Momente dem Leiden ein Ende setze. Geschieht dies nicht, so verlässt man den Arzt (...).«

Und wieder der Mindelheimer Bericht: »Der Bauer hat keine Zeit zum Kranksein. Je drastischer und rascher, desto vertrauenerweckender das Mittel.« In ganz armen Bevölkerungsschichten werde bei alten Menschen und kleinen Kindern der Arzt oft gar nicht erst geholt, weil sie als unnütze Esser angesehen würden, die im Himmel besser aufgehoben seien: »Der Hang oder die Liebe zum Leben ist nicht übermäßig groß«, stellt der Bericht aus Monheim lakonisch fest. »Aus diesem Grund hört man in Krankheitsfällen oft die Äußerung: Lieber sterben als Arzenei nehmen.«

Aber ärgerlicherweise traf er halt fast immer ins Schwarze mit seinen Einschätzungen und Wald- und Wiesentherapien, der Wunderheiler mit seinem Dorfhorizont. Unter den Herren Professoren waren nämlich auch solche Grundwurzeln, die sich mit dem ersten befremdlichen Eindruck nicht zufrieden gaben, sondern an Kneipps Patienten dran blieben, Krankheitsprozesse und Therapiestadien penibel verfolgten – und oft genug die Waffen aufgeklärter Kritik vor den Heilungserfolgen strecken mussten, die dieser ungehobelte Mensch mit seinem Laienverstand erzielte. Dauerhafte Heilungserfolge waren es. Es gab genug Ärzte, die als Skeptiker nach Wörishofen kamen, um einen Scharlatan zu entlarven – und als treue Mitarbeiter hier blieben, stolz darauf, in der Nähe dieses Naturtalents wirken zu dürfen.

»BETÄUBEN TUT MAN NICHT MAL EINEN OCHSEN!«

Im »Wiener Tageblatt« erschien damals der Erfahrungsbericht einer gewissen Regine Friedländer, Witwe des bekannten Publizisten Dr. Max Friedländer. Jahrelang hatte sie unter grausamer Schlaflosigkeit gelitten, hatte vergeblich die prominentesten Spezialisten in mehreren Ländern Europas aufgesucht und war in ihrer Verzweiflung schließlich auf Kneipp verfallen. In Wörishofen angekommen, schickte man sie zu ihrem Entsetzen quer durch den Friedhof ins Dominikanerinnenkloster, wo sie sich im Ordinationszimmer unter lauter Männern fand. Eine qualvolle Stunde Wartezeit.

»Da ertönten im Vorzimmer Schritte, und es erscheint der Pfarrer Kneipp. Er ist ein alter Mann mit intelligenten Gesichtszügen, kräftig in Gang und Sprache. ›Grüaß Gott‹ ruft er beim Eintritt. ›Grüaß Gott‹ tönt es von allen Anwesenden zurück (...). Als einziges weibliches Wesen musste ich sofort auffallen. Mit rascher Gebärde winkte er mich zu sich heran. Ich zitterte. Was wird er mich vor all den Anwesenden des stärkeren Geschlechts fragen? Ich rüstete mich mit Antworten aller Art und dachte bei mir: Nur nicht verblüffen lassen!

›Na, was haben S' denn?‹ Ich beugte mich zu ihm herab und antwortete, dass ich an Schlaflosigkeit leide und daher seit Jahren gezwungen sei, zum Chloral meine Zuflucht zu nehmen. Dieses Heilmittel konnte den Beifall des hochwürdigen Arztes nicht finden; er rang die Hände und rief: ›Von Chloral kriegen S' ja keinen Schlaf, das ist ja nur Betäubung, und betäuben tuat ma ja nit einmal ein Ross oder einen Ochsen!‹ Und als ich antwortete, dass ich schon alle erdenklichen Mittel angewendet und mir nichts geholfen habe, unterbrach er mich entrüstet, ohne mich weiter einer Frage zu würdigen, und wandte sich an den zur rechten Seite sitzenden Sekretär: ›Schreiben S': Zweimal wöchentlich den spanischen Mantel [ein warmer Wickel für den ganzen Körper, mit dem sich der Patient ein bis zwei Stunden ins Bett legte, zur Entfettung und zur Anregung des Stoffwechsels, C. F.], zweimal ein Halbbad und zweimal Ganzwaschung vom Bett aus.‹

Ich atmete auf, so leichten Kaufs davongekommen zu sein (...). Ich raffte mich noch zu der Frage auf, was ich für meine Konsultation zu erlegen hätte. Der hochwürdige Herr musterte mich und erwiderte: ›Na, arm sein S' nit, so zahlen S' halt eine Mark, die Armen zahlen gar nix.‹ Als ich bereits unter der Türe war, rief er mir noch nach: ›Und wenn S' zu Haus kommen, grüßen S' alle Wiener, das sein recht liabe Leut!‹»

»Auch dich heilt der Wassermann!«

»Kanne gieße,
Wasser fließe,
Dass die schwachen Glieder
finden Leben wieder!«

»Für Trocken und Nass
Deo gratias!«

»Es kamen einst aus Schwaben
Zwei wasserscheue Knaben;
Doch kneippten sie mit Eifer,
Es waren Lungenpfeifer.
Gott lohne alle Gaben,
Die jene beiden Knaben
In diesem Haus empfingen,
Eh sie gesundet gingen!«

Zeitgenössische Eintragungen im Gästebuch des Klosters Wörishofen

Wie man an Frau Friedländers Bericht sieht, ist Kneipp nie ein bloßer »Wasserdoktor« gewesen – obwohl er sich im Verlauf seines Priesterlebens vermutlich mehr in der Waschküche aufhielt als im Beichtstuhl. Wenn er die Wasserkur verordnete, gehörten von Anfang an flankierende Maßnahmen dazu: Diätvorschriften, Ratschläge zur Abhärtung und zur vernünftigen Lebensführung – und meist irgendein Rezept für einen warmen Wickel und einen Kräutertee.

Das Wasser spielte allerdings die erste Rolle in Kneipps therapeutischem Programm. Güsse, kalte Waschungen, warme

Bäder, nasse Wickel, das »Wassertreten«, bei dem die Kurgäste zum Gaudium der Dorfbewohner wie ungelenke Störche durch den Mühlbach wateten, das »Tautreten« am frühen Morgen auf den Wiesen, was die Bauern verständlicherweise mehr erzürnte als amüsierte. Die Güsse nahm Kneipp zunächst prinzipiell selbst vor, im Badehäuschen des Klosters, später in der Waschküche seines Pfarrhauses. Sein Handwerkszeug war denkbar schlicht: ein hölzerner Waschzuber, eine Schöpfkelle, eine Gießkanne und ein Eimer, beide aus Blech und heute noch im Wörishofener »Kneipp-Museum« zu bewundern.

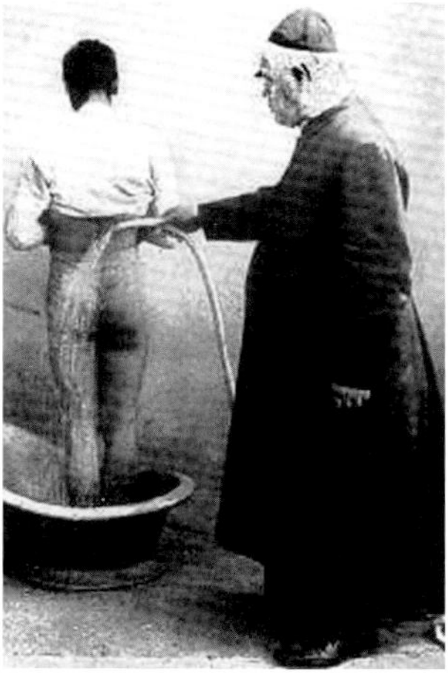

Auf Dosierung und Richtung des Wasserstrahls kommt es an: Pfarrer Kneipp beim »Rückenguss«. – Fotografie, 1892.

Später bildete er etliche Helfer im scheinbar so einfachen Geschäft des Gießens aus, das in Wirklichkeit großes Geschick und eine sichere Hand verlangt, vor allem, wenn der Patient mit einem Schlauch abgeduscht wird und der Wasserstrahl in der exakten Dosierung auf die richtige Körperstelle gelenkt werden soll. Für die Behandlung der weiblichen Kranken – aber auch für die Arbeit im Pfarrhaus – holte der rührige geistliche Herr seine Nichten Walburga, Rosa und Theres nach Wörishofen, arbeitswillig und zufrieden mit ihrer dienenden Rolle. Die Kurgäste selbst bekamen aber auch etwas zu tun: Kneipp schaffte einen Boiler an, in den sie das Wasser mit der Hand hochpumpen mussten, was dem Körper vor dem Guss die erwünschte Erwärmung verschaffte.

DIE MACHT DER »VERGESSENEN KRÄUTLEIN«

So skeptisch Sebastian Kneipp bisweilen die von den Doktoren verordneten Medizinen betrachtete – das sei alles Gift, pflegte er zu sagen –, so lernbereit ging er bei Kräuterweiblein und

Dorfbadern in die Schule »Es ist doch nicht denkbar«, formulierte er in seiner Autobiographie, »dass der Schöpfer bei den vielen Kräutern und bei ihrer großen Verschiedenheit nicht auch die Absicht gehabt hat, den Leidenden dadurch ein Hilfsmittel für Körpergebrechen zukommen zu lassen.«

Deshalb hat er die »alten, verlassenen und vergessenen Kräutlein« wieder zu Ehren gebracht – nicht ohne ihre Kräfte jeweils am eigenen Leib zu erproben: In seiner liebevoll eingerichteten Apotheke bewahrte er die selbst gesammelten oder von zuverlässigen Gewährsleuten bezogenen Heilpflanzen in akkurat beschrifteten Schubläden auf und bereitete sich über Wochen hinweg voll Abenteuerlust denselben Tee, um die Wirkung zu studieren. Der Zweck aller dieser Tränke, Öle und Tinkturen ist derselbe wie bei der Wasserkur: Krankheitsstoffe aufzulösen, sie auszuleiten, den Organismus zu kräftigen.

Unerschöpflich schienen die Schätze dieser Apotheke: Anis für die Bronchien und gegen Koliken; Baldrian bei Nervosität und Schlaflosigkeit; Blutwurz bei Durchfall und Zahnschmerzen; Samen vom Bockshornklee, zu einem öligen Brei aufgekocht, um Furunkel und Abszesse zur Reifung zu bringen und chronisches Rheuma zu lindern; die vitaminreiche Brunnenkresse als Kräftigungsmittel für blasse Kinder und Rekonvaleszenten; Eichenrinde, deren Gerbstoff schlecht heilende Wunden zusammenzog und feuchte Entzündungen zum Stillstand brachte; Huflattichblüten bei chronischem Husten; Löwenzahnwurzeln – den Bitterstoff Taraxacin enthaltend und die Tätigkeit von Leber und Nieren anregend – zur Behandlung von Gallen- und Nierensteinen; Salbe aus Ringelblumen für hartnäckige Geschwüre und immer wieder aufbrechende Wunden; Rosmarinblätter zur Kreislaufstärkung; appetitförderndes Tausendguldenkraut; krampfstillender Thymian; aus dem Reich der Mineralien selbstbereitete Kohle zur Behandlung von Darmerkrankungen; Kreidemehl für Schwächezustände; Lehmpackungen bei Gelenkentzündungen und Blutergüssen. Und Dutzende weiterer freundlicher Helfer aus der Hausapotheke des lieben Gottes.

Denn an den Herrn über Himmel und Erde musste man schon glauben, wenn man die Kräfte der Natur richtig nutzen wollte, davon war Sebastian Kneipp überzeugt: »Habe heute wunderschönen Arnika gesehen, ganze Büscheln, dass es eine wahre Freude war, was hat nun der Schöpfer mit diesen Heilkräutern, die in so reicher Menge sprossen, vor? O, wir wissen gar nicht, wie weit seine Liebe und Sorgfalt für uns geht. Freilich, wer an einen Gott über sich nicht glaubt, wer mit stierem Blick und ohne höhere Auffassung in die Natur guckt, der hat nicht mehr als für alles ein blödes Lächeln. Die Arnika ist nicht mit Gold zu bezahlen.«

Es blüht in kräftigem Orangegelb am Waldsaum und auf Gebirgswiesen, das Wunderkraut: Ein Mädchen war beim Düngeraufladen so unglücklich auf eine Mistgabel getreten, dass die scharfe Eisenspitze durch den Vorderfuß drang und oben herausschaute. Kneipp ließ die Wunde sofort mit klarem Wasser auswaschen, goss verdünnte Arnikatinktur hinein und wusch die schlimm aussehende Stelle erneut aus. Dann legte er einen Verband aus Wollwatte an, den er ebenfalls in Arnikatinktur getaucht hatte. Die Prozedur wurde täglich wiederholt. »In vier Tagen war die Wunde zugeheilt.«

In seinen Büchern hat Kneipp zahlreiche solcher Fallgeschichten gesammelt, die nicht nur die segensreiche Wirkung der Wasserkur belegen, sondern auch in immer neuen Variationen die Wunderkräfte in den filigranen Würzelchen und Blütenblättern vom Wegrand. Ein Fuhrknecht wurde von einem nervösen Pferd derart in den Arm gebissen, dass das Fleisch in Fetzen weg hing. Wieder die Waschungen mit Arnikatinktur; »hernach wurden die zerrissenen Teile so viel wie möglich geordnet, dass sie an die richtige Stelle zu liegen kamen. Weiter wurde Wollwatte in etwas verdünnte Tinktur getaucht und aufs sorgfältigste überbunden, so dass nicht die geringste Luft an die Verwundung dringen konnte. Es stellte sich kein Fieber ein; der Schmerz verschwand rasch; das losgerissene Fleisch wuchs wieder zusammen, und die Verwundung verheilte, so dass sie kaum noch sichtbare Narben zeigte.«

Die Menschen raunten sich zu, dieser wortkarge Klosterapotheker verfüge über Zauberkräfte. Lieber war es dem Priester Kneipp, wenn sie heimlich auf die Knie fielen und Gott für die verachteten Geschenke seiner Liebe dankten.

ELEGANTE KURGÄSTE UND SCHLAUE GESCHÄFTEMACHER

Die Wörishofener weigerten sich immer noch erfolgreich, die alten Sandwege zu pflastern und so überflüssige Neuerungen wie nächtliche Straßenbeleuchtung einzuführen, und sie freuten sich diebisch, wenn sich so ein anspruchsvoller Kurgast über den von selbstbewussten Hähnen und rumpelnden Mistkarren in aller Herrgottsfrühe verursachten Lärm und das völlige Fehlen mondäner Vergnügungsmöglichkeiten am Abend beschwerte. Aber die Abwehrfront der Einheimischen begann erste Risse zu zeigen.

Zugezogene, die das große Geschäft witterten, bauten Häuser, die nicht mehr in das alte Ortsbild passten. Pfiffige Wirtsleute glichen ihre Gasthöfe den Bedürfnissen der feinen Herrschaften an. Pferde- und Kutschenbesitzer boten ihre Transportdienste feil, um den an der Bahnstation Türkheim aussteigenden geldigen Patienten den weiten Fußweg nach Wörishofen zu ersparen. Sebastian Kneipp, der im Herzen ein schlichter Dörfler geblieben war, sah mit Beklemmung, was aus dem Örtchen zu werden drohte: ein pulsierendes Fremdenverkehrszentrum, ein hektischer Treff der eleganten Welt, ein Markt der Geschäftemacher und Profitgeier ohne Seele. Das hatte er nicht gewollt.

Da kam der Vorschlag des Erzabtes Maurus Wolter von der Benediktinerabtei Beuron, Kneipp möge doch seine Erfahrungen aufzeichnen, sie müssten unbedingt der Nachwelt erhalten bleiben. Kneipp sträubte sich zunächst mit Händen und Füßen, er habe keine Begabung zum Schreiben, dabei fühle er sich »ganz trocken«. Als ihm der resolute Abt dann aber seinen Sekretär schickte, dem er diktieren konnte, fand er schnell Gefallen an der Idee. So ein Buch würde gewiss viele Menschen in die Lage versetzen, sich selbst mit einfachen Mitteln zu kurieren und sich den beschwerlichen Weg nach Wörishofen zu ersparen – und den Dorfbewohnern eine weitere Zunahme des Gästerummels.

Außerdem konnte er ein noch so bescheidenes Autorenhonorar gut gebrauchen. Ein Blitzschlag hatte das Weberhäusle in Stephansried, an dessen Neuaufbau er selbst mitgearbeitet hatte, eingeäschert und seine Verwandten in eine schlimme Lage gebracht. Und entgegen missgünstigen Gerüchten war der »Wunderheiler« ein armer Mann.

Von den meisten Patienten nahm er kein Honorar. »Ich bin schon froh, wenn du mich nicht anbettelst!« raunzte er Studenten in der Sprechstunde an. Als ihn ein junger Mann fragte, was er denn schuldig sei, und als Beruf »Maurer« angab, erschien auf Kneipps verwittertem Gesicht ein gewinnendes Lächeln: »Dann schenk ich's Ihnen«, sagte er schnell, »weil ich selbst so lange Handlanger gewesen bin.« Verschämten Armen pflegte er die Konsultationsgebühr auf feine, einfühlsame Art zu erlassen. »Gehen Sie nur zu, es ist schon alles erledigt«, beschied er den Patienten in solchen Fällen, und auf die Frage »Von wem denn?« kam die Antwort: »Sie sollen nicht so neugierig sein!«

Ein bitterarmes Dienstmädchen bedankte sich für die Kur und zog seinen dünnen Geldbeutel hervor. So so, acht Wochen sei sie hier gewesen, rechnete der über einen grimmigen Humor verfügende Kneipp in gespielter Strenge nach, »acht mal drei, das sind 24 Mark.« Erschrocken entgegnete die Kleine, soviel habe sie nicht. »Ja wenn du nicht zahlen kannst, muss man dich halt hier behalten«, drohte der Pfarrherr – um alsbald in Gelächter auszubrechen und dem Mädchen zu eröffnen: »Du brauchst nichts zu bezahlen, ich bin selbst ein Dienstbot gewesen. Da hast drei Mark; jetzt mach, dass du weiter kommst!«

Höchstens wenn einmal ein vermögender Geschäftsmann oder eine aufgeputzte Adelige vor ihm standen, rang er sich zu einer Geldforderung durch: »Zahlen S' halt eine Mark für die armen Leut!« Und die bekamen die Summe dann auch tatsächlich. Sein späterer Sekretär, der Barmherzige Bruder Bonifaz Reile, bezeugt, Kneipp habe vielen diskret geholfen, »ohne Gegenleistung, nicht mal Zinsen oder Rückleistungen hat er sich gesichert.«.

DER WASSERDOKTOR WIRD ZUM BESTSELLERAUTOR

Sechs Wochen lang diktierte Kneipp nun dem Benediktinerpater Ildefons Schober aus Beuron die Summe seiner Erfahrungen und Ideen: »Meine Wasserkur«. Das umfängliche Buch wurde eine doppelte Enttäuschung: Zum einen fand sich zunächst kein Verleger, der schleppende Verkauf von Kneipps früheren Schriften war noch in schlechter Erinnerung. Schließlich erklärte sich 1886 Kösel in Kempten bereit, fünfhundert Exemplare zu drucken – auf Kosten des Autors. Zum andern zog das Buch, das die Leser zur Eigentherapie zu Hause hätte bewegen sollen, die Leute bald erst recht nach Wörishofen.

Die »Wasserkur«, die Kösel als Ladenhüter eingeschätzt hatte, fand nämlich reißenden Absatz. Rasch musste man eine zweite, weit höhere Auflage drucken, bald die dritte, die sechste, die zehnte. Übersetzungen ins Französische, Spanische, Englische, ins Tschechische, Italienische, Russische und Schwedische folgten. Die Postkutsche von Türkheim nach Wörishofen fuhr jetzt fünfmal am Tag, die Gastwirte stockten ihre Häuser für das internationale Publikum auf. Kneipp konnte nicht mehr über die Straße gehen, ohne von Ratsuchenden angehalten zu werden. Schon früh am Morgen bevölkerten verfrorene Elendsgestalten den Friedhof, um die ersten zu sein, wenn sich die Pfarrhaustüre zur Sprechstunde auftat.

Die bayerische Postverwaltung sah sich gezwungen, in dem verschlafenen Dörfchen eine eigene Postagentur zu eröffnen. Kneipps treuer Freund, der Kaplan Stückle, kam jeden Nachmittag aus Mindelau herüber, um bei der Beantwortung der Anfragen aus aller Herren Länder zu helfen, aber die Briefflut drohte beide zu erdrücken. Ein Ruhestandspriester, Johann Gruber, der als unheilbar Lungenkranker nach Wörishofen gekommen und gesund geworden war, arbeitete sich in Kneipps Methoden ein und übernahm es, die zahllosen Krankheitsschilderungen mit standardisierten, aber durchaus hilfreichen Briefen zu beantworten.

Sebastian Kneipp selbst sah sich hin und her gerissen zwischen dem Glück, so vielen Menschen helfen zu können, und

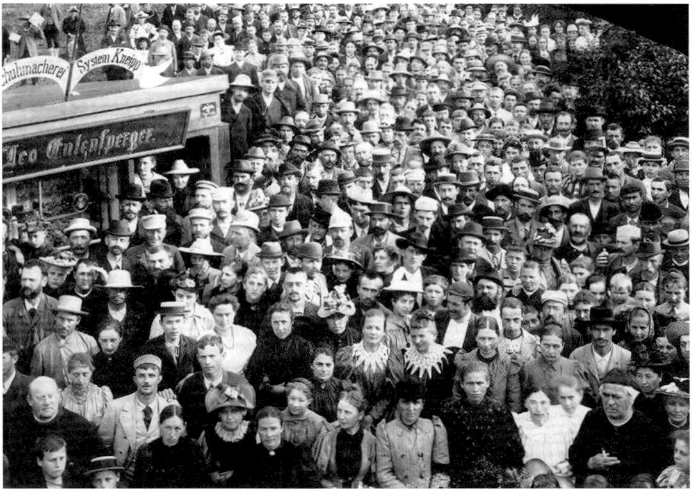

Aus dem verschlafenen Dorf Wörishofen wird ein aufstrebender Kurort mit internationalem Publikum. Sebastian Kneipp (am unteren Bildrand rechts) inmitten einer Menschenmenge. – Fotografie um 1880.

dem inneren Konflikt, Seelsorger sein zu wollen und den Arzt spielen zu müssen. Der 33. Auflage seiner »Wasserkur« stellte er ein Vorwort mit dem Stoßseufzer voran: »Als Priester bin ich für die Seelsorge bestimmt; und ich wäre herzlich froh, wenn keine andere Last meine Schultern drücken würde.« Doch dann wurde ihm wieder bewusst, welche grundlegende Erfahrung sein Leben prägte: »Wer selbst in Not und Elend saß, der weiß Not und Elend des Nächsten zu würdigen« – und der einstige arme Weberbub und verlachte Studienaspirant richtete sich kerzengerade auf hinter dem langen Tisch im Sprechzimmer und rief: »D'r Nächschte!«

Immer neue Auflagen erlebte die »Wasserkur«, im August 1889 wurden viertausend Heilungssuchende in Wörishofen gezählt, und der Pfarrer Kneipp führte jene täglichen Vorträge im Freien ein, auf die sich die Kurgäste wie auf einen Theaterabend freuten. Denn aus dem unbeholfenen jungen Prediger war ein begnadeter Stegreifredner geworden, der mit seinen hintersinnigen Anekdoten, eindringlichen Mahnungen und

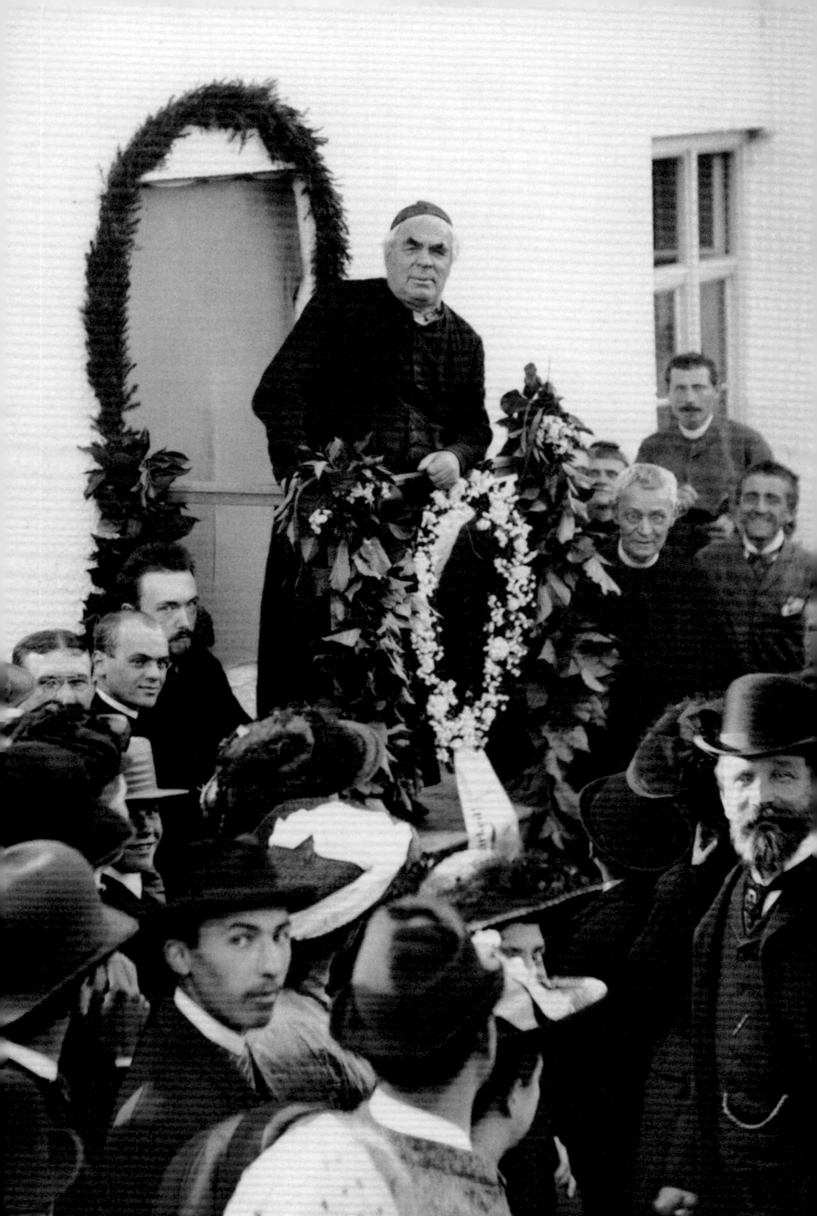

Kneipps Nachmittagsvorträge vor den Wörishofener Kurgästen waren eine Attraktion. – Zeitgenössische Aufnahme.

donnernden Angriffen auf eine verweichlichte Lebensführung seine Zuhörerschaft mühelos zu bannen vermochte.

Kneipps Ruf zog immer mehr Ärzte an, die sich den Betrieb in Wörishofen ansahen, beim »Wasserdoktor« in die Schule gingen, oft genug aber auch nur die eine oder andere Methode übernahmen, ohne groß zu fragen – und bisweilen durch grobe Fehler seine Idee in Misskredit brachten. Da waren ihm solche Ärzte lieber wie der etwas ruppige Chirurg Bernhuber aus Türkheim oder der junge, aufgeschlossene Stützle aus Biberbach, die sich irgendwie mit ihm zusammenrauften und dann als treue Mitarbeiter in Wörishofen blieben, manchmal auch anderswo ihre eigene Anstalt gründeten, wo sie Kneipps Methoden exakt anwendeten und weiterentwickelten. Ein Monopol auf die Wasserkur hat er nie beansprucht.

Am 14. Dezember 1890 konstituierte sich ein unscheinbarer Verein, der sich eine bessere Organisation der Sprechstunden – etwa durch die Ausgabe von Nummern und die Einführung eines »Kurbüchleins«, in das die Behandlungen eingetragen wurden – sowie die Ausbreitung der Wörishofener Heilmethode zum Ziel setzte. Aus diesem ersten »Kneipp-Verein« erwuchs eine starke Laienbewegung, die beim Tod des verehrten Pioniers 1897 bereits 76 Zweigvereine mit 12 500 Mitgliedern zählte.

6 Wie die Wasserkur funktioniert

Es waren keineswegs nur die schlichten Gemüter, die nach den Klagen der schon mehrfach zitierten schwäbischen Landgerichtsärzte bisweilen »seit dem Taufwasser fast mit keiner anderen Flüssigkeit mehr in Berührung kommen als mit Regenwasser«. Auch ein so weiter Geist wie Goethe hatte 1770 das öffentliche Baden verächtlich eine »Verrücktheit der Enthusiasten für den Naturzustand« genannt. Jemand, der das Wasser zum Heilmittel adelte und die Abneigung weiter Bevölkerungskreise gegen zu viel Waschen und Baden bekämpfte wie Sebastian Kneipp, konnte da als echter Pionier gelten.

Und doch bildete das kühle Nass stets nur einen Teil seiner Therapie. Bei näherer Betrachtung entpuppt sich der »Wasserdoktor« als Vertreter einer ganzheitlichen Heilkunde und naturgemäßen Lebenslehre, zu der Abhärtung, Bewegung, ausgewogene Ernährung und vernünftige Kleidung ebenso gehören wie ein gesundes Gleichgewicht von Körper, Geist und Seele. Und plötzlich wird klar, warum es ein Priester gewesen ist, der diese einfache Botschaft so überzeugend verkünden konnte wie kein anderer vor und nach ihm, kein homoöpathisch orientierter Arzt und kein ganzheitlich denkender Philosoph: Weil für den Priester Kneipp der menschliche Körper kein Sammelsurium von chemischen Elementen und Stoffwechselprozessen war, sondern eine Erfindung der Liebe Gottes.

Naturheilkunde aus christlichen Motiven

»Alles nämlich, was in der Ordnung Gottes steht, antwortet einander«, wusste die Äbtissin, Mystikerin, Theologin, Ärztin, Apothekerin, Naturwissenschaftlerin und Komponistin Hildegard von Bingen im zwölften Jahrhundert. Ihr Universum ist von einem Netz dichter Wechselbeziehungen durchwirkt, jede Kreatur ist auf die anderen Geschöpfe angewiesen, und überall ist Gottes Liebe am Werk. Damit hatte sie an der psychosomatisch orientierten, um den Einklang mit der Natur bemühten Ganzheitsmedizin des Mittelalters teil, für die Heilung des Körpers und Sorge für die Seele zusammen gehörten: In der Medizinerausbildung kam dem Gespräch mit dem Patienten ein hoher Stellenwert zu, und die Baumeister der frühen Spitäler gruppierten die Krankensäle kreuzförmig um den Gottesdienstraum herum. Leben im Gleichgewicht, im maßvollen Rhythmus – dieser Grundsatz durchzieht Hildegards heilkundliche Ratschläge in vielfältigen Konkretionen: »Der Mensch sollte beides haben, die Sehnsucht nach dem Himmel und die Sorge um die Notdurft des Fleisches.« Weil der Mensch nun einmal nicht ständig im Himmel weilen könne, müsse er den richtigen Rhythmus von Schlaf und Aktivität, Bewegung und Ruhe finden und vernünftig mit den eigenen Gefühlen, Ängsten und Aggressionen umgehen.

KRANK IST IMMER DER GANZE MENSCH

»Der menschliche Körper ist eines der wunderbarsten Gebilde aus der Schöpferhand Gottes«, gibt Kneipp im Vorwort zu seiner »Wasserkur« zu bedenken. Jedes noch so kleine Glied passt zum andern, und alle Organe greifen in staunenswerter Harmonie ineinander:

> *Selbst nicht der ungläubigste Arzt und Naturforscher, auch für den Fall, dass er »mit der Lanzette und dem Seziermesser noch keine Seele gefunden«, kann dem unnachahmlichen Menschengebilde die gerechteste und höchste Bewunderung versagen. Der ganze innere und äußere Mensch spielt nur die eine Weise: Alles an und in mir preise den Namen des Herrn!*
>
> *Dieser Wohlklang und diese Wohlordnung, Gesundheit genannt, wird aufgehoben durch die verschiedenartigsten Störungen, durch die mannigfaltigsten Eingriffe, welche man mit dem Namen ›Krankheit‹ bezeichnet. (…) Alle diese Krankheiten, welche Namen sie immer führen mögen, haben, so behaupte ich, ihren Grund, ihre Entstehungsursache, ihr Würzelchen, ihren Keim im Blute, vielmehr in Störungen des Blutes,*

mag dieses nun in seiner im gesunden Zustand geordneten Zirkulation gestört oder in seiner Zusammensetzung, in seinen Bestandteilen, durch nicht dahin gehörige schlechte Säfte verdorben sein. Gleich wohlgeordneten Bewässerungsanlagen durchzieht das Adernetz mit seinem roten Lebenssafte den ganzen Körper, alles, jeden Teil, jedes Organ des Körpers in seiner ihm zuträglichen Art nährend, befruchtend. Im Maße liegt die Ordnung; jedes Zuviel und jedes Zuwenig im Tempo des Blutumlaufes, jedes Eindringen fremdartiger Elemente stört den Frieden, die Eintracht, bewirkt Zwietracht, setzt an Stelle der Gesundheit – Krankheit.
(...) Entweder muss ich das ungeordnet zirkulierende Blut wieder zum richtigen und normalen Laufe zurückführen, oder ich muss die schlechten, die richtige Zusammensetzung des Blutes störenden, das gesunde Blut verderbenden (...) Krankheitsstoffe aus dem Blut auszuscheiden suchen.

Kneipp: Meine Wasserkur, 1886

Die Wasserkur zielt auf genau diese Wirkung. Denn die Heilkraft des Wassers löst laut Kneipp die Krankheitsstoffe im Blut auf, regt ihre Ausscheidung an, bringt das so gereinigte Blut wieder in die richtige Zirkulation, dämpft das Fieber und stählt den geschwächten Organismus.

Natürlich würde man das heute anders sagen. Kneipp ist ein typischer »Vitalist«, der jede Krankheit als Schwächung der Lebenskraft, der »Natur« im Körper ansah und deshalb auf ihre Regeneration und dauerhafte Stärkung durch eine gesunde Lebensweise setzte.

Vitalisten gegen Mechanisten
Die andere »Partei« in der Medizin bildeten damals die »Mechanisten«, die sich ganz auf die äußeren, materiellen Krankheitsursachen konzentrierten – etwa eine Infektion durch Bakterien – und die vorausliegenden Rahmenbedingungen vernachlässigten: die schleichende Schwächung der Abwehrkräfte durch eine falsche Lebensführung, die Auswirkungen ungesunder Arbeits-

bedingungen, die Belastung durch seelische Probleme. Die »Vitalisten« im Gefolge von Hufeland hingegen suchten die »Lebenskraft« im Menschen zu stärken und hielten Hygiene, Vorbeugung und gesunde Lebensführung für mindestens ebenso wichtig wie Bakteriologie und Röntgenkunde. Die wichtigsten Krankheitsvorgänge spielen sich ihrer Ansicht nach im Blut ab: Die Blutkörperchen können nicht genug Sauerstoff aufnehmen, im Fieber zieht sich das Blut zusammen, Eiter und Gifte bleiben zurück.

Kneipps altmodische Begrifflichkeit mag zeitbedingt, sein Blickwinkel bisweilen arg verengt sein – zeitlos ist seine Grundüberzeugung, dass jede Krankheit den ganzen Organismus betrifft. Zeitlos ist seine unauflösliche Verbindung von Heilkunst und Lebenskunde, seine Orientierung am biologischen Rhythmus und ökologischen Umfeld: Wenn das vegetative Nervensystem gegen Dauerfrust und Sinnlosigkeitsgefühle rebelliert, wenn der sträflich vernachlässigte Körper mit Magengeschwüren, Herzstechen und Kreislaufattacken stummen Protest anmeldet, dann helfen keine Pillen und keine Erholungskur, sondern nur eine radikale Änderung des Lebensstils und der Einstellung zum Dasein.

Und dann jene Einsicht, die man heute einen psychosomatischen Ansatz nennen würde: Wie die von der Schulmedizin lange vergessenen Praktiker der mittelalterlichen Klostermedizin oder auch der arabischen Heilkunst sieht Kneipp in der Krankheit mehr als eine reparaturbedürftige Störung im Körpermechanismus und im Arzt oder Pfleger deshalb weniger einen Mechaniker und Spezialisten für das eine oder andere Organ, sondern jemanden, der dem notleidenden Menschen Barmherzigkeit zu erweisen sucht. Körper, Geist und Seele bilden eine Einheit, Ziel der Behandlung ist die Heilung des ganzen Menschen und das Gespräch über Lebensumstände oder Seelenängste darum genauso wichtig wie ein treffliches Kräutlein.

Kneipp selbst hat da immer wieder dazugelernt, wie sein selbstkritisches Resümee im Alter zeigt: Wie viele seien in

Wörishofen gewesen, die nach langem Gebrauch der Wasserkur gar nicht besser dran waren, überall Schmerzen bekamen, weder schlafen noch essen konnten! »Erst als ich daranging, Ordnung in die Seelen meiner Patienten zu bringen, da hatte ich vollen Erfolg.«

WIE EIN SCHNEIDERLEIN BEIM »KNEIPPEN« FAST ERFROREN WÄRE

Die beste Waffe im Kampf gegen die so verstandene Krankheit und der sicherste Stabilisator des angegriffenen Organismus war für Sebastian Kneipp das Wasser, das von Gottes Vorsehung besonders gesegnete Element. Die Heilkraft des Wassers hat Kneipp nicht entdeckt, die kannte schon Hippokrates vierhundert Jahre vor Christus. Seine Bedeutung liegt darin, dass er die Einsichten der Vorgänger gebündelt, überprüft, korrigiert, systematisiert und dem konkreten Einzelfall angepasst hat. Uraltes Menschheitswissen wird bei Kneipp zu einer souverän beherrschten, praktisch anwendbaren, individuell aufgefächerten Methode.

Neu ist bei ihm vor allem die moderate Anwendung des früher zu abschreckenden Gewaltkuren verwendeten Wassers; in ihrer »unterentwickelten« Form, stellt er fest, habe die Hydrotherapie »eher für ein stark muskeliges und stark knochiges Ross« gepasst »als für ein von Fleisch weich umkleidetes und mit zarten Nervchen besaitetes Menschengerippe«. Besorgt gibt er die Klagen verschreckter Patienten wieder, die in irgendwelchen sich zu Unrecht auf Kneipp berufenden Wasserheilanstalten solchen Extrembehandlungen unterzogen worden sind.

Beschwörend warnt er davor, auf eigene Faust vorzugehen und des Guten zu viel zu tun: Beim Nachmittagsvortrag in Wörishofen erzählte er auf seine köstliche Art von einem Schneider, den allerhand Beschwerden im Kopf und Magen plagten. »Kein Wunder für das alte Männlein, das nun beinahe ein halbes Jahrhundert mit Ausnahme der Sonn- und Feiertage, der Essens- und Schlafenszeit dahockte, um den Bauern ihre alten Hosen um billiges Geld zum fünfundzwanzigsten Male zu flicken. Er war also krank geworden, hatte schon so ziemlich alle Arten von Pillen, Tinkturen, Salben verbraucht, hatte geschluckt und eingerieben; aber nichts wollte helfen. Da hörte er endlich von der Kneippkur, die bekanntlich Wunder wirken, Alte jung, Krumme grad und solche, die den Totenschein schon im Sack haben, gesund machen soll.«

»Er kaufte sich ›Meine Wasserkur‹«, fährt Kneipp fort, »und studierte eifrig in dem Buche, bis er seinen Zustand, ganz die gleichen Symptome und Beschwerden, gefunden hatte. ›Wöchentlich zwei bis drei Halbbäder, je fünf bis sechs Sekunden lang‹ etc. hieß es bei dem Beispiel. Was, dachte der Schneider, fünf bis sechs Sekunden, das ist ja gar nichts, das greift bei meinem alten, hartnäckigen Leiden nicht mehr an. Das ist etwas für die feinen Leute, für die Kurgäste in Wörishofen, die haben Zeit, um das Ding ein halbes Jahr mitzumachen. Bei unsereinem ist, wie der Chinese sagt, Zeit Geld, denn die Bauern wollen ihre Hosen.

Da es just um die Winterszeit war und unser Schneiderlein in der Kneippkur schon so weit fortgeschritten war, dass er wusste, dass das kältere Wasser das wirksamere sei, so machte er sich in dem Teiche, der unweit seines Häuschens war, in das Eis ein Loch, groß genug, um sich hineinsetzen zu können. Und er setzte sich auch hinein, aber nicht fünf bis sechs Sekunden, wie ich bei Dillingen in der Donau, sondern beinahe eine Viertelstunde. Sein Jammern und Stöhnen wurde von späten Wirtshausgästen gehört. Der blau gefrorene Schneider, der nicht mehr allein laufen konnte, wurde dann von einigen Männern – es hätte einer genügt für das dürre Männlein – in sein Häuschen getragen, wo er nach längerer Krankheit endlich gesund wurde. Ich sage, gottlob gesund wurde, denn sonst wäre die Sache wieder auf das Konto der Kneippkur gekommen.«

Nein, sein eherner Grundsatz hieß »Im Maße liegt die Ordnung«. Jedes Zuviel und jedes Zuwenig setze anstelle der Gesundheit Krankheit. Deshalb könne er vor jeder Übertreibung und Unüberlegtheit, »vor jedem zu starken und jedem zu häufigen Anwenden des Wassers« nur warnen. Die Heilkraft des klaren Elements sei stark genug, um auch bei mildem und mäßigem Gebrauch zur Wirkung zu kommen; oft genüge es schon, sich ein- bis dreimal pro Woche eine halbe Minute lang den ganzen Körper intensiv zu waschen.

Am besten mit kaltem Wasser. »Anfängern in der Wasserkur«, Kindern und Älteren, Blutarmen, Nervösen, »Kranken, welche das Kalte zurückschreckt«, gönnt er aber auch einen lauen Guss (»Die Fliegen locke ich ja auch mit Honig, nicht mit Salz oder Essig«), und bei kalten Bädern gelten strenge Vorsichtsmaßregeln: Der Patient muss aus dem warmen Bett kommen oder sich Bewegung verschafft haben, um in einen »Zustand guter Naturwärme« zu kommen. Keine Anwendung bei Frösteln oder Kältegefühl! Keine Zugluft! Aus- und Ankleiden ohne Verzögerung. Und natürlich das peinlich genaue Einhalten der vorgeschriebenen Zeit.

HEILEN MUSS DIE NATUR

Neu bei Sebastian Kneipp ist zweitens das ausgeklügelte System von Teilanwendungen des heilenden Wassers: Knieguss, Schenkelguss, Unterguss, Rückenguss, Armguss, Ohrenguss, Knieblitz und wie sie alle heißen, nach gründlicher Vorerwärmung des Körpers mit Kübel, Gießkanne oder Schlauch durchgeführt, gern in Gestalt eines heiß-kalten Wechselgusses. Der Vorteil dieser Behandlung liegt nach dem Urteil eines Experten im »langsamen Reizzuwachs« und »größeren Kältedauerreiz«, was zu einer intensiven Nachwirkung führt und die Güsse zur idealen Methode bei örtlichen Zirkulationsstörungen macht.

Kneipps dritte selbstständige Leistung ist das strikte Verbot des Abtrocknens nach Bädern und Güssen. Stattdessen soll man sich sofort anziehen (ein grobleinenes Hemd im Idealfall) beziehungsweise ins Bett springen. Dr. Baumgarten stimmt ihm zu: In die noch warmen Kleider hineinzuschlüpfen, verhindere eine zu große Abgabe von Wärme, wie es sonst nach einem belebenden kalten Bad leicht der Fall sei. Kneipp selbst gab zu bedenken, dass jedes reibende Abtrocknen und Frottieren, »da es unmöglich an allen Stellen auf ganz gleichmäßige Weise geschehen kann«, eine »ungleichgradige«, für geschwächte Menschen schädliche Hautwärme erzeuge, während das Nichtabtrocknen zu einer gleichmäßigen und sofort

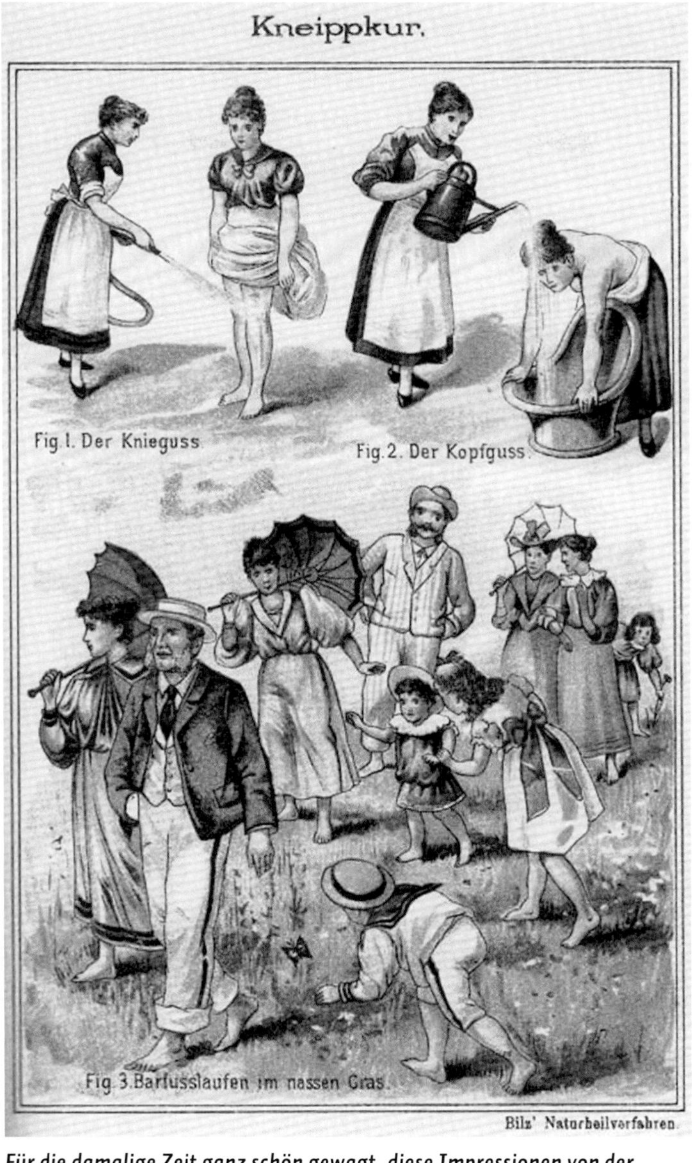

Für die damalige Zeit ganz schön gewagt, diese Impressionen von der Kneipp-Kur. – Illustration aus einem 1894 erschienenen Buch über Naturheilkunde.

wirksamen Naturwärme verhelfe. Wichtig sei außerdem, sich durch Arbeit oder Spazierengehen Bewegung zu verschaffen, »bis alle Teile des Körpers vollkommen trocken und normal warm sind«. Wer leicht in Schweiß gerate, solle dabei langsamer vorgehen und sich nicht erhitzt niedersetzen, um einen Katarrh zu vermeiden.

Kälte erzeugt Wärme, Wärme erzeugt Kälte – das ist das ganze Geheimnis hinter dem »System Kneipp«. Der Temperaturwechsel sorgt für Abhärtung, Anregung und neue Energie. Mit kalten und warmen Bädern, Ganz- und Teilwaschungen, vielfältigen Güssen, kalten und heißen Wickeln, Dampfkompressen, Brei- und Lehmauflagen sowie heilenden Dämpfen sucht die Wasserkur den Stoffwechsel anzuregen. Deshalb ist sie als heilende Therapie für Kranke und Schwache genauso geeignet wie als Abhärtungs- und Kräftigungsmittel für Gesunde.

> *Schafft euch nun eine ganz einfache Holzbadewanne an und füllt sie am Abend mit Wasser! Geht dann am Morgen in dieses Wasser hinein bis zur Magengegend, bleibt eine halbe Minute oder 10 Sekunden darin, zieht euch rasch an, ohne euch abzutrocknen, und geht dann an euere Berufsarbeit! Der Körper gewinnt dadurch bedeutende Kräftigung. Kommt ihr am Abend müde und erschöpft von der Arbeit zurück und ist der ganze Körper erhitzt und geschwächt durch dieselbe, so geht in der Badewanne 2 bis 5 Minuten barfuß hin und her oder steht ruhig darin; dadurch habt ihr eurem Körper viel genützt (…). Wollt ihr aber eure Sache gut machen, so lasst euch mit ein paar Gießkannen voll Wasser einen Oberguss geben (…).*
>
> *Kneipp: So sollt ihr leben, 1889*

Für schwache und empfindliche Augen empfiehlt er Wasserbäder, zwei oder vier Sekunden lang. Bei hartnäckigen Halsleiden stärkende Obergüsse und Halbbäder – nicht zu vergessen Barfußgehen zur Abhärtung des Nervensystems. Dieselbe Therapie gegen Ischias. Bei Grippe im fieberheißen Zustand schnell aus dem Bett heraus, die Brust und den Rücken kalt abwaschen und ohne Abtrocknen sofort wieder ins Bett. Nach einer Dreiviertelstunde, »sobald sich die Influenza wieder aufrafft und ihr altes Wesen beginnen möchte«, dasselbe noch einmal. »Madame Influenza hat keinen schrecklicheren Feind als das Wasser!«

Natürlich können alle diese Wasseranwendungen nur ein Anstoß sein. Heilen und stärken muss letztlich die Natur. Kneipp: »Wie Medikamente die Heilung bewirken sollen, weiß ich nicht; ich selbst habe manche Versuche gemacht, aber nichts gefunden, was helfen würde. Wenn man aber die ›Natur‹ unterstützt, wird man den besten Erfolg erzielen.« Denn wie der menschliche Körper auf eine Wunde oder einen Knochenbruch durch die Neubildung von Bindegewebe reagiert, wie der kräftige Organismus Antikörper gegen Bakterien und andere Krankheitsstoffe entwickelt, so wirken nach Ansicht der Naturmedizin Bewegung und Wassertherapie durch funktionelle Reize auf Herz und Kreislauf ein.

»Ein gesunder Wirt wirft seine Lumpen selbst hinaus«

7 Ganzheitsmedizin für Leib und Seele

Das Greisenalter, so schrieb der Wörishofener Naturheiler kurz vor seinem Tod im »Kneipp-Kalender« 1897, beginne bisweilen schon mit nicht einmal dreißig Jahren. »Ein sehr großer Teil des Männer- und Frauenvolkes ist schon mit 20–22 Jahren halb kaputt, baufällig und zu Grunde gerichtet. Und warum? Weil man nur mehr nach den Grundsätzen der Mode lebt; weil man gerade das mit Vorliebe tut, was man nicht tun soll.«

Krankheit ist für Sebastian Kneipp kein pathologischer Vorgang, sondern eine Degeneration menschlichen Lebens, ein Defizit an Lebenskraft. Deshalb besteht der Heilungsprozess in einer Umkehr, die Körper und Seele, Verstand und Gemüt umgreift, in einer Revolution des Lebensstils und der Lebensziele. Gesundheit ist nicht durch punktuelle Reparaturprozesse an beschädigten Organen zu erreichen. Gesunde Lebensführung wird zur täglichen Aufgabe. Und wenn einmal ein ärztlicher Eingriff notwendig ist, dann muss er den ganzen Organismus im Blick haben, darf die äußeren Lebensumstände nicht vernachlässigen und muss mit einem Vor- und Nachsorgeprogramm kombiniert sein.

Die Säulen, auf denen Kneipps Ganzheitsmedizin gebaut ist, heißen – neben der Wasserkur und dem Wissen um die Heilkraft der Kräuter – Abhärtung, richtige Ernährung, vernünftige Lebensweise.

»Die Abhärtung ist ein für alle Male die Hauptsache«, schärft er seiner Gemeinde noch im letzten Buch ein, im »Codizill zu Meinem Testamente für Gesunde und Kranke« (1896); »wo diese fehlt, da fehlt auch die richtige Gesundheit und Kraft.« Die moderne »Verweichlichung« öffne zahlreichen Krankheiten Tür und Tor, predigte er den Kurgästen bei seinen Nachmittagsvorträgen immer wieder. Wie viele seien mit Gelenkrheumatismus und Podagra gekommen und hätten ihm erzählt, »sie haben dreißig bis vierzig warme Bäder mit oft zwanzig bis dreißig Grad genommen. Ja um Gotteswillen, da muss die Natur erschlaffen und erlahmen! O könnte ich euch tief ins Gemüt schreiben, wie glücklich ein abgehärteter Mensch ist; tausend Unannehmlichkeiten, die andere quälen, kennt er gar nicht.«

»Viele fürchten sich noch immer zu kommen. Sie meinen, nach Wörishofen kommen und im Wasser ersaufen sei eins« – und mit den Beamten und Stubenhockern hatte der Naturmensch Kneipp seiner Lebtag dabei ein besonderes Mitleid: In finsteren, stickigen Kanzleien herumsitzend, mit einseitigen, nie den ganzen Körper beanspruchenden Tätigkeiten beschäftigt, müssten sie ihre Lebensenergie frühzeitig abnutzen. Ein durch Tageslicht und Sonnenhelle, frische Luft und abwechslungsreiche Bewegung gestärkter Organismus dagegen entwickle aus sich selbst heraus genug Abwehrkräfte, um mit Viren und anderen Krankheitserregern fertig zu werden. In Kneipps drastischer Sprache gesagt: »Ein gesunder Wirt wirft seine Lumpen selbst hinaus.«

GOLDENE REGELN FÜR WOHLSTANDSBÄUCHE

Richtige Ernährung heißt der zweite eiserne Grundsatz. Gut und kräftig essen und trinken, wie die meisten Leute meinen – oder zumindest damals meinten –, nützt wenig, sagt Kneipp und verweist gern auf fünf Brüder, die er gekannt hat, bettelarme Holzhacker, die sich von Brennsuppe am Morgen, Milch und Schwarzbrot zu Mittag und Kartoffeln mit Brotsuppe am Abend ernährten: »Alle haben ein hohes Alter erreicht und waren stets gesund. Sieht man dagegen, wie viele andere die kräftigste Kost in doppelter Portion zu sich nehmen, dabei eine ruhige Lebensweise haben, die Körperkräfte wenig anstrengen und doch voller Elend und Gebrechen sind, so wird es klar, dass nicht die Menge der Speisen es ist, was den Menschen kräftig und gesund macht.«

Also nicht darauf kommt es an, wie viel man isst, sondern was man isst und wie man die Nahrung zu sich nimmt. »Aus schlechtem Material lässt sich kein gutes Haus bauen«, erklärt Kneipp und fordert in einer für uns nicht mehr so leicht verständlichen Begriffssprache, aber in erstaunlicher Übereinstimmung mit der modernen Ernährungslehre eine stickstoffreiche Kost: viel Milch, Käse, Quark (besonders leicht verdaulich), Hülsenfrüchte, Fisch, viel frisches Obst und Gemüse. Selbstverständlichkeiten aus heutiger Sicht; doch den Hintergrund bildet der denkbar ungesunde Speisezettel in den meisten Allgäuer Bauernküchen und schwäbischen Stadtwohnungen des ausgehenden neunzehnten Jahrhunderts. Ein zeitgenössischer Mediziner stellte grimmig fest, das Essen der Allgäuer sei von solcher Qualität, »dass unter allen Lebewesen allein der holzfressende Biber in der Lage gewesen wäre, diese Produkte einer urwüchsigen Kochkunst ohne ernsthafte Schädigung zu verdauen.«

Fleisch soll laut Kneipp nur mäßig genossen werden; zum völligen Verzicht darauf rät er jedoch nicht: »Ich sage immer, die goldene Mittelstraße; keine Extreme, die schaden immer.« Fleisch, wenig gewürzt und mit Gemüse, nahrhafte, leicht verdauliche Suppen wie die Getreide-, Kraut-, Erbsen- oder Grießsuppe empfiehlt er den verwöhnten Stadtleuten, am besten eine richtig einfache »Dienstbotenkost«. Statt des zarten Weißbrots kräftiges Roggenbrot mit etwas Kleie vermischt; Feinmehl entziehe dem Getreide nämlich die besten Nährstoffe. Krautnudeln und Milchbrei gelten freilich nicht als standesgemäße Kost für noble Geldmenschen, das weiß er schon: »Ja, wenn's von drüben aus Amerika oder von Sibirien oder China wären, wo man sie recht teuer bezahlen müsste, dann wär's eine Delikatesse, aber so wächst die Geschichte auf dem Acker eines Bauern, im Krautgarten hinterm Haus, wie kann das auf einen ›anständigen‹ Tisch gebracht werden?! – O die unseligen Vorurteile!«

Wenig Salz, wenig Zucker. Wenn schon Gewürze, dann solche aus dem heimischen Garten, Kümmel, Thymian, Fenchel, Pfefferminze statt Pfeffer, Zimt und Paprika. Ab und zu ein Glas Bier, dagegen hat er nichts, aber der Alkoholgenuss darf nicht zur Gewohnheit werden und nicht im Übermaß erfolgen.

Hartnäckig kämpft Kneipp gegen die Legende, Bier sei flüssiges Brot, nahrhaft und stärkend. Im Gegenteil, der Wörishofener Friedhof sei voller Biertrinker, die hier im schönsten Alter Einzug gehalten hätten. Wenn man aus den tausend und abertausend Zentnern Getreide, die zum Bierbrauen verwendet würden, Brot backen wollte, »wie viele Millionen Menschen könnten auf Erden mehr leben und glücklich sein!«

Gegen den Schnaps führt Sebastian Kneipp einen regelrechten Kreuzzug. Wenn man dieses »nichtsnutzige« Getränk vom Erdboden vertilgen würde, möchte er liebend gern dabei sein, hat es doch schon zahllose Talente ruiniert und Familien zerstört. Um Kneipps Zorn zu verstehen, muss man freilich wissen, dass der Branntweinkonsum damals nach Aussage der »Physikatsberichte« epidemische Ausmaße angenommen hatte: Man griff gewohnheitsmäßig zum Schnaps, um die vom schlechten Weißbier bewirkten Verdauungsstörungen zu beseitigen, man gebrauchte den Schnaps als Universalheilmittel bei Fieber, Durchfall, Magenschmerzen, verwendete ihn aus unerfindlichen Gründen besonders gern in der Schwangerschaft und im Wochenbett – mit Pfeffer angereichert – und gab ihn bedenkenlos auch kleinen Kindern.

Wäre der in allen gesellschaftlichen Schichten stark in Mode gekommene Kaffee nicht so erbärmlich schlecht gewesen – die Bäuerinnen rührten meist irgendwelche Surrogate aus Zichorie und gelben Rüben zusammen – und hätte man ihn nicht schon den Kleinkindern vorgesetzt, so hätte Kneipp wohl auch nicht so ausdauernd gegen die »vernarrten Kaffeebasen« gewettert, die sich mit diesem »Menschenmörder« bloß Blutarmut und zerrüttete Nerven einhandelten. (Tee schätzte er übrigens auch nicht – wie alle Reizmittel.) Statt des jämmerlichen Rübengebräus und des stark koffeinhaltigen Bohnenkaffees, den sich nur die Betuchten leisten konnten, empfahl Kneipp den harmlosen einheimischen Malz- oder Eichelkaffee.

Fast noch wichtiger als die Beschaffenheit des Speisezettels war ihm aber, *wie* die Leute essen: Drei Mahlzeiten am Tag seien für gewöhnlich genug, riet er seinem Publikum beim Nachmittagsvortrag. Er wunderte sich über Menschen, die erst einmal stundenlang berieten, was sie denn essen sollten, und nachher wieder viel Zeit auf die Frage verwendeten »Ja, was jetzt tun, damit die Verdauung gut von statten geht?« Einen Dickwanst habe er einmal nach eingehender Beobachtung mit der Diagnose entsetzt, wenn er so weiter in sich hineinschaufle, müsse er verhungern! »Von allem, was Sie zu sich nehmen, sagte ich, bekommt Ihre Natur fast gar nichts; es geht unverdaut ab, daher der beständige Hunger.«

Kneipps goldene Regel sollte sich jeder in seine Figurprobleme verliebte Wohlstandsbauch an den Kühlschrank schreiben: »Wenn man vom Tische aufsteht mit dem Gefühl, voll zu sein, dann hat man des Guten schon zu viel getan; man soll nach jeder Mahlzeit noch essen können, und zwar mit Appetit essen können!«

WIE MAN GESUNDE KINDER GROSSZIEHT

Zur Abhärtung und richtigen Ernährung kommt als dritter Pfeiler in Kneipps Ganzheitsmedizin die vernünftige Lebensführung hinzu, die Sorge um das seelische Gleichgewicht. Ein Lieblingsthema in diesem Zusammenhang, in seinen Publikationen und Vorträgen immer wieder abgehandelt: die Kindererziehung. Den Priester Kneipp trieb nicht nur die »furchtbare Verantwortung« um, die Christenmenschen vor Gott für ihre Kinder haben, sondern auch die trostlose Situation der Zeit mit einer Säuglingssterblichkeit von vierzig Prozent in Bayerisch-Schwaben und einer makabren Volkssitte, die man »Himmeln« hieß: Kam ein Säugling schwach und mit dünner Atmung zur Welt, so unterließ man es gern, ärztliche Hilfe zu holen, und nahm den Tod des Kindes in Kauf. Bitterarme Familien, die an der Grenze zum Existenzminimum dahin darbten, entledigten sich so eines zusätzlichen Essers und meinten – wohl nicht ganz zu Unrecht – dem Winzling ein elendes Leben erspart und einen Platz im Himmel verschafft zu haben.

Der Menschenfreund Kneipp wird solche aus Verzweiflung geborene Grausamkeit nicht verdammt haben, aber ihm war jedes Leben kostbar. 1891 hat er ein eigenes Buch zum Thema veröffentlicht: »Kinderpflege in gesunden und kranken Tagen«.

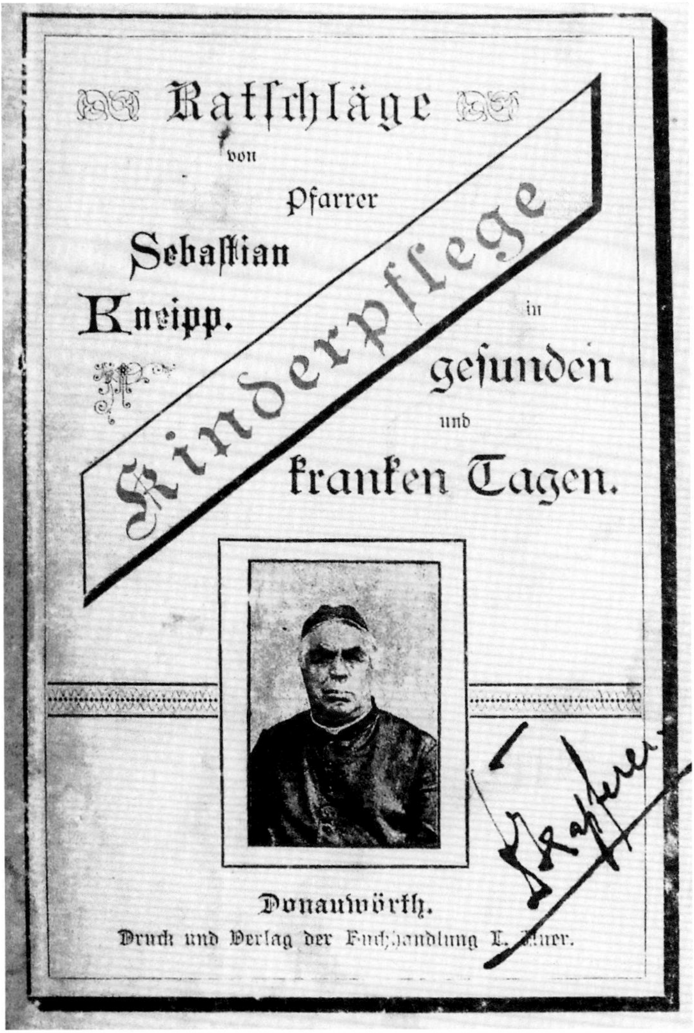

»Wer sein Kindlein gar nicht mag, wer es gern loswerden möchte ohne Dolch und ohne Gift, der braucht es nur recht zu verzärteln und zu verweichlichen; dann bringt er es wohl sicher beizeiten ins Grab.« – Frische Luft, viel Bewegung und den Verzicht auf Schleckereien forderte Pfarrer Kneipp in seinem 1891 erschienenen Ratgeber zur »Kinderpflege«.

Vehement kämpft er für frühe Abhärtung und sorgsam ausgewählte Ernährung. Milch (aber nicht zu viel) und Kraftsuppe sollen die Kleinen bekommen, nicht ständig den aufblähenden Mehlbrei, keine Schleckereien aus dem »schwammigen Kunstmehl« und überhaupt nicht so viel Zuckerwerk: Harter Zucker zerstört den Zahnschmelz, lässt den Körper an mineralischen Stoffen verarmen und beeinträchtigt die Knochenbildung. Fette Speisen, Fleisch und Gewürze stören die harmonische Entwicklung, billige Schokolade ist schlecht für den Darm.

Frische Luft und viel Bewegung benötigen die Kleinen; die unvernünftigen Mütter brauchen sich nicht zu wundern, wenn sie durch hartnäckiges Schreien gegen den stickigen Dunst in überheizten Wohnstuben und ungelüfteten Schlafzimmern protestieren! »Wenn man das Kind vor die Türe hinaustragen will«, Kneipp kann bei diesem Thema überaus sarkastisch sein, »dann wickelt man es in ellenlange, dicke Tücher, setzt ihm eine wollene Kappe mit Ohrenläppchen auf, wickelt seinen Hals in einen Pelz und zieht ihm noch wollene Handschuhe an.« Kein Wunder, wenn so ein verzärteltes Kind sofort eine böse Erkältung bekommt, strampelt es sich nachts einmal frei oder läuft es in einem unbewachten Augenblick ohne dicken Mantel vor die Tür!

Im letzten von ihm herausgegebenen »Kneipp-Kalender«, Jahrgang 1897, prangert er noch einmal drastisch die Auswüchse einer solchen Erziehung an und erzählt von den erbarmungswürdigen Herrschaftskindern, die in seine Sprechstunde kommen: »Zuerst wissen die blinden Mütter nicht, wie sie ihr Herzkäferchen verhätscheln und was für Plunder sie ihm anhängen sollen, und wenn sie dann so ein halbblödes Kind herangezogen haben, dann beginnt der Jammer.«

Es ist schon eine verrückte Welt: Während in den Hütten der Armen Unterernährung und mangelnde Hygiene ihr mörderisches Regiment führen, wird der Nachwuchs in den feudalen Bürgerwohnungen auf lebensbedrohliche Weise überbehütet, in einem »schweren Bettpanzer« (Kneipp) fast erstickt, zum Einschlafen herumgeschleppt (mit dem Erfolg, dass sich die Kinder an keine Ordnung gewöhnen und nachts ständig zu brüllen anfangen) und bei Krankheiten verhätschelt werden, statt dass man sie einer wirksamen Therapie unterzieht. Die Wasserkur bei Kindern anzuwenden, hält Kneipp keineswegs für grausam: Soll der Knirps ruhig schreien, wenn er ein paar Sekunden bibbert, dafür erspart man ihm viele Stunden Fieberhitze, ja vielleicht den Tod. Im übrigen sei die Therapie im kalten Wasser eine gute Gelegenheit, die Kinder ans Gehorchen zu gewöhnen.

EIN FEIND DES KINOS UND DER SOZIS

Man kann den Patriarchen aus Wörishofen bewundern und lieben, ohne jede seiner erzkonservativen Ansichten übernehmen zu müssen. Manchmal versteht man ihn sogar ein bisschen, wenn man ihm genau zuhört. Man braucht seiner Einladung zur Prügelpädagogik (»Habt ihr denn keinen Stecken mehr, ihr kurzsichtigen Eltern?«) keineswegs zuzustimmen und kann dennoch Kneipps dahinter stehende Überzeugung akzeptieren, dass der Verzicht auf Erziehung zur »Verwilderung« führt.

Man braucht sich nicht für Kneipps in den Vorstellungen der Zeit befangene Bewahrpädagogik zu begeistern; vor den Leib und Seele »verpestenden« Romanen und vor den »schamlosen Bildern, wie die modernen Zeichner und Maler sie hervorbringen«, haben damals zahllose Schulrektoren, Gouvernanten und Pfarrer gewarnt. Und auch das Entsetzen über die gerade aufkommenden Kinos teilt Kneipp mit vielen redlichen Zeitgenossen.

Nicht nur in den großen, sondern auch in den kleinen Städten, selbst auf dem Lande gibt es heute Kinematographen-Theater, in denen größtenteils verbrecherische und unsittliche Geschichten zur Darstellung gelangen. Wenn Kinder solche Theater besuchen, leiden sie an ihrer Sittlichkeit und ihrem Seelenheile schweren Schaden. (...) Aber auch körperliche Schäden, Schlaflosigkeit, Herzklopfen, Augenleiden, Nervosität und Bleichsucht sind auf den Besuch der »Flimmerkisten« zurückzuführen.

Kneipp: Kinderpflege in gesunden und kranken Tagen, 1891

Man kann ruhig die Hände über dem Kopf zusammenschlagen angesichts der drastischen Warnungen vor dem »geheimen Laster«, dessen Namen Kneipp zunächst gar nicht auszusprechen wagt und das er am »schleppenden Gang«, an »stundenlang trägem, gedankenlosem Dahinbrüten mit stierem Blicke«, ja an einer »zitternden, hohlen Stimme« und am »übelriechenden Atem« zu erkennen meint. Doch dass die jugendliche »Selbstbefleckung« Körper und Geist zerrütte, behaupteten zu jener Zeit höchst ernsthaft auch die Handbücher der Schulmediziner.

Kneipps Frauenbild in seiner »Belehrung über den Ehestand« – die Gattin »brauche nicht viel, verlange nicht alles wo ihr einfällt und sieht. Trachte nicht immer nur nach Vermögen, Zerstreuung und Unterhaltungen« –; seine Mahnung im Katechismusunterricht, »vorwitziges Grübeln über die Geheimnisse der hl. Religion« zu unterlassen; sein Wettern gegen die Landflucht – wer den väterlichen Hof verlasse, müsse »wie Spreu im Wind« vergehen –: alles Standardthemen in den zeitgenössischen Predigten und Publikationen. Dass sich die armen Leute mit ihren Verhältnissen zufrieden geben und keine zu hohen Ansprüche an das Leben stellen sollen, dass den Sozialdemokraten vor allem die »Genügsamkeit« abgeht (»Kneipp-Kalender« 1896): das übliche Repertoire klerikaler Gesellschaftskritik in der zweiten Hälfte des neunzehnten Jahrhunderts. Die »roten Kapläne« gab es damals auch, aber die waren hoffnungslos in der Minderheit – insbesondere im ländlichen Bayern.

Zum Glück finden sich bei Kneipp auch eine unverblümte Parteinahme für die kleinen Leute und manch hartes Wort gegen die Machtallüren der Betuchten und Prominenten. In der ungehemmten Völlerei sieht er nicht nur eine Todsünde gegen die eigene Gesundheit, sondern auch eine unverschämte Verhöhnung der Armen, die schwer schuften müssen, um sich auch nur den nötigsten Lebensunterhalt zu sichern – und eine Beleidigung Gottes:

> *Er leiht die Güter, die sind nicht Eigentum und wir können nicht nach Willkür damit schalten. Was ist es auch Großes, wenn ein Kind zur Welt kommt und es steht neben ihm eine*

Kiste mit Obligationen und klingenden Talern? Was für ein Verdienst hat er, Millionär zu sein, und wie hat der arme Teufel es verschuldet, dass ihm die hohläugige Armut zu Gevatter gestanden und seine Wiege mit Lumpen bedeckt war?

Kneipp in einer Ansprache vor Kurgästen, 1894

Er schimpft halt so gern, der Hochwürden mit der scharfen Zunge, und manchmal hat er Recht damit. Es ist zwar nicht nett, wenn er das »Weibervolk« derb anredet und für seine Modetorheiten geißelt – als ob nicht auch Leutnants und Grafen auf der Kurpromenade wie die Gecken herumgelaufen wären! Sind das die Abwehrgesten eines Zölibatärs gewesen? Hat er ein gestörtes Verhältnis zu Frauen, weil er mit vier Schwestern und einer schroffen Mutter aufgewachsen ist? Aber im Grunde meint er es doch gut mit den modebewussten Damen, die ihre arme Taille derart abschnüren, dass sie kaum noch Luft bekommen (»Die Weibspersonen stecken im Korsett wie ein Narr in seiner Zwangsjacke«) und mit den blasierten höheren Töchtern, die mit ein paar witzigen Phrasen und hohen Absätzen das Fräulein spielen wollen, statt nützliche Fertigkeiten für das Leben zu erwerben. Natürlich klingt es bösartig, wenn ihn eine Dame nach dem öffentlichen Vortrag fragt, was sie gegen ihre schreckliche Schläfrigkeit jeden Nachmittag tun solle, und er nur beiläufig hinwirft »Die soll arbeiten!« – aber eigentlich war das doch ein ganz vernünftiger Ratschlag.

»Wer selbst Not und Elend gelitten hat, bemüht sich zu helfen«

8 Was Sebastian Kneipp für ein Mensch war

Noch im Alter hätte er Bäume ausreißen können, der schwindsüchtige Studiosus von einst, der allen Beobachtern als überzeugendes Erfolgsbeispiel seiner Ideen galt: robust, vital, ein stark gebauter, wenngleich etwas übergewichtiger Hüne (die schwäbischen Mehlspeisen waren sein Laster, dem er um so weniger widerstehen konnte, je älter er wurde), kein schöner Mann, aber imposant vor allem durch den auf einem kurzen Hals sitzenden Charakterkopf mit den weißen, dichten Haaren, den buschigen Augenbrauen, der mächtigen Nase und den breiten, meist etwas unwirsch verzogenen Lippen.

Sein Mitarbeiter Dr. Baumgarten berichtet, welches Vergnügen es ihm bereitete, vor staunenden jungen Burschen seine Armmuskeln spielen zu lassen; dann schlug er mit der Faust auf den Tisch, dass es krachte, und blaffte die Mannsleute an: »Und dabei bin ich dreiundsiebzig Jahre alt, und ihr Jungen, ihr seid alle nix!«

Begeisterungsfähig und voller Pläne sei er bis in seine letzten Monate hinein gewesen. In seinem jugendlichen Elan hat er freilich auch nicht besonders differenziert; wenn er für etwas Feuer und Flamme war, interessierte er sich weder für Gegenargumente noch schlechte Erfahrungen. Das Negative wollte er nicht so gern sehen; vielleicht darf man das auch nicht, wenn man als Pionier für eine neue Sache kämpft, und vielleicht hat er sich damit bloß vor der Versuchung geschützt, sich in Enttäuschungen zu verbeißen. Seine Lebenseinstellung illustrierte er gern mit seinem Regenmantel – »ein Möbel, das ich hoch in Ehren halte«. Kneipp: »Es mag regnen oder schneien, an dem Regenmantel läuft's hinab und dringt nicht ein. Als die Wasserkur aufkam, manche Leute über mich herfielen, und der eine dies, der andere jenes wollte, da habe ich

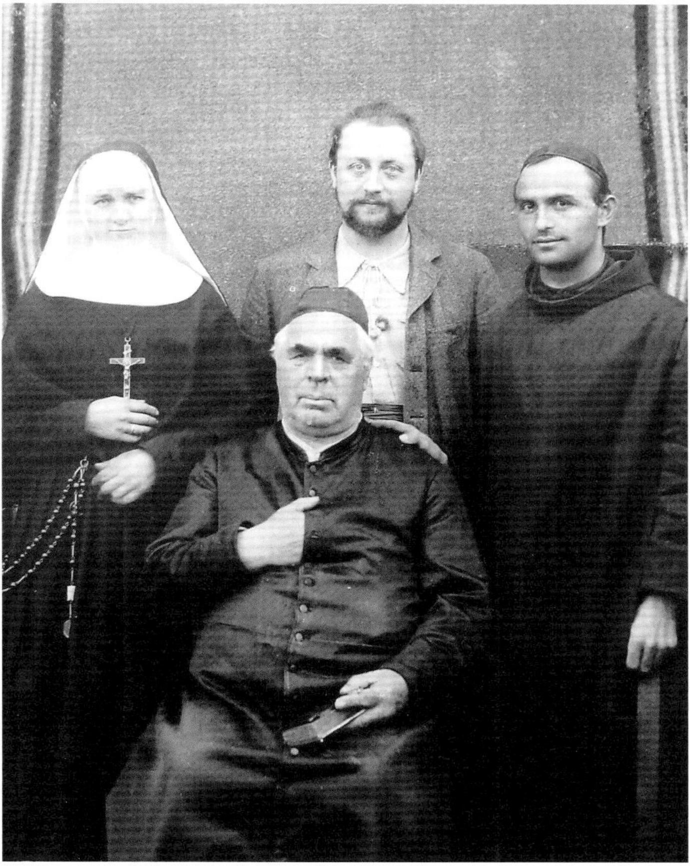

Pfarrer Kneipp mit seinen treuesten Mitarbeitern: von links nach rechts seine Base, die Dominikanerin Schwester Sebastiana, der »Oberbadearzt« Dr. Alfred Baumgarten und Kneipps Sekretär, der Barmherzige Bruder Bonifaz Reile.

den Regenmantel einfach etwas fester zugezogen und hab's ablaufen lassen.«

Sicher habe er es bisweilen an Selbstkritik fehlen lassen und die Grenzen des eigenen Könnens unterschätzt, gesteht Baumgarten zu; »aber die wachende Öffentlichkeit, gehässige Zeitungsartikel und die Eifersucht der offiziellen ärztlichen Welt sorgten dafür, dass Übermut nicht aufkommen konnte. Auch die unausbleiblichen eigenen Misserfolge trugen dazu bei.«

STAUNENDER KINDERGLAUBE UND DERBE SPRÜCHE

Den geistigen Wurzelboden, aus dem Kneipps schier unerschöpfliche Lebenskraft gewachsen ist, hat man meist übersehen, und ihm war das wohl ganz recht so. Wenn es um Gefühle ging, war er wortkarg, und gegen frömmelnde Reden hat er eine unüberwindliche Abneigung gehabt. Aber ohne seinen dankbaren, von felsenfestem Vertrauen auf Gottes Nähe getragenen Glauben muss sein hartnäckiges Engagement für die Menschen, gegen alle Widerstände und bis an die Grenzen der eigenen Kraft, ziemlich verrückt anmuten.

> *Es gibt ein Buch, so groß, so umfassend, so inhaltreich, wie sonst keines. (...) Unzählbar sind die Blätter desselben, und auf jedem Blatte ist zu lesen von der Macht des Schöpfers. Keines der Blätter ist darin, das nicht handelt von seiner Weisheit, und alle Capitel auf jedem einzelnen Blatte verkünden die Liebe des Schöpfers. (...) Und wer diesen Schöpfer, Gott genannt, noch nicht kennen gelernt, der gehe mit seinem Verstande und mit seiner Vernunft nur an ein Blatt aus diesem Buche und lese und betrachte darin recht ruhig und langsam, und wenn sein freier Wille noch nicht verkauft, oder nicht durch verschiedene Fesseln gebunden ist, gleich einem armen Tiere, das auf dem Boden liegt, weil ihm die Füße mit Stricken zusammengebunden sind, und deshalb in gebundenem Zustande sich nicht zu erheben vermag: so wird er sich erheben zu diesem Schöpfer und wird durchdrungen sein von Achtung und Ehrfurcht vor Ihm.*
>
> *Kneipp: Fritz, der eifrige Viehzüchter, 1875*

An der Münchner Uni hat er einen Professor der Naturgeschichte sagen hören, er gehe jede Wette ein, dass es auf einem Baum keine zwei völlig identischen Blätter gebe. Die Studenten plünderten sofort etliche Äste, und tatsächlich, auch nicht ein Blatt – »zart organisiert« mit Hunderten den Saftstrom in alle Teile leitenden Nerven – sei dem andern gleich gewesen. »O dem, der im Angesichte von Gottes Wunderwerken ihn leugnet«, schließt Kneipp diese Replik, »dem, verzeihet, sollte man mit diesem Blattstengel so lange den losen Mund verhauen, bis er demütig niederfallen und ihn anbeten würde!«

In solche derben Sprüche verpackt er seinen in Gott verliebten Kinderglauben, der kauzige Grantler Sebastian Kneipp. Fromme Schwärmerei war nie eine ernsthafte Versuchung für ihn. Durch und durch Realist, lehnte er auf dem Sterbebett Baumgartens Vorschlag, nach Lourdes zu fahren und dort Heilung zu suchen, brummelnd ab: »Ich bin gläubig; Wunder sind nur notwendig für Leute, die nicht gläubig sind.«

Mitleid mit der Kreatur ist seine entscheidende Motivation gewesen. »Wer Not und Elend nicht allein bei anderen gesehen, vielmehr selbst mitempfunden und gelitten hat«, konstatiert er einmal, »der besitzt auch nicht nur ein so allgemeines Mitleiden, sondern bemüht sich, allen alles zu werden, die Kranken zu erleichtern und ihnen zu helfen.« Aus diesem Grund darf man den medizinischen Amateur Sebastian Kneipp am Ende wohl doch einen Arzt nennen, denn zum Arzt gehört neben der wissenschaftlichen Ausbildung und dem Beherrschen der gängigen Hilfsmittel und Handgriffe ganz wesentlich das Bedürfnis, Leiden zu lindern.

»Hochwürde, du säufscht z’ viel!«

Gewiss war es nicht jedermanns Sache, sich von dem greisen Pfarrherrn anpflaumen zu lassen. Einer Patientin, die ihm gar zu ausführlich ihre sämtlichen Leiden aufzählte, verordnete er schlicht »drei Güsse aufs Maul«; einem alternden Pfarrer, der über Schwindelgefühle und schwache Nerven klagte, eröffnete er ungerührt: »Hochwürde, du säufscht z’viel; das ischt der ganze Schwindel!« Böse konnte er werden, wenn man ihm nicht folgte. »Wenn ihr selbst wisst, was euch gut und notwendig ist«, pflegte er zu sagen, »dann müsst ihr nicht nach Wörishofen kommen, um mir die Zeit zu stehlen. Wenn ihr aber Rat braucht, so tut, was man euch sagt, nicht mehr und nicht weniger!«

Wenn dann so eine Therapie aus Ungeduld abgebrochen wurde und der Heilerfolg ausblieb, war natürlich der Pfarrer Kneipp schuld, der Scharlatan. Einen jahrelangen Raubbau an der Gesundheit könne man aber nicht im Handumdrehen ungeschehen machen. Die Leute stellten sich vor, er könne ihre Krankheiten »mit dem Blasebalg wegblasen«, schimpfte er manchmal. Als ob er eine »Altweibermühle« hätte, »auf der Krumm's und Gerad's, Schief's und Bucklig's hineinkommt und unten g'sund rausschlupft«. Ist es da so unverzeihlich, wenn ihm bisweilen der Kragen platzte – und er einer alten »Kaffeeschwester«, die sich trotz seiner dringenden Vorhaltungen partout nicht von ihrem Lieblingsgetränk trennen wollte, verärgert nachrief: »Dann gehen S' halt hin und sterben S'! Ich kann Ihnen nicht helfen«?

Seine berüchtigte Derbheit ließ er mit Vorliebe arrogant auftretende Patienten aus den sogenannten besseren Kreisen spüren. Da rauschte eine teuer aufgeputzte Dame ins Sprechzimmer, setzte sich in Positur und säuselte: »Ich bin die Gräfin soundso und möchte Sie konsultieren!« – »Ich hab Sie nicht gefragt, wer Sie sind, sondern was Ihnen fehlt«, raunzte der Bauernpfarrer Kneipp zurück. Ähnlich erging es einer ältlichen Fürstin, die mit Genuss all die hohen Herrschaften aufgezählt hatte, auf deren Empfehlung sie nach Wörishofen gekommen sei, und nun daran ging, nicht weniger umständlich ihre ziemlich banalen Beschwerden zu schildern. »Sind S' so gut«, unterbrach sie der auf Kohlen sitzende Kneipp, »und machen S' ein bisserl rascher, draußen warten noch mehr Leute.« Eine solche Behandlung sei sie nicht gewohnt, protestierte die Dame überaus ungnädig. Darauf wieder Kneipp: »Ich bin's auch nicht gewöhnt, dass ein jeder so lange Geschichten erzählt; was Sie bis jetzt gesagt haben, hätten S' auch in drei Worten sagen können.« Die hochwohlgeborene Dame habe dann doch klein beigegeben und sich beeilt, berichtet der Chronist, »und es soll ihr diese kleine Kur fast noch besser bekommen sein als die Wasserkur.«

Einem schlichten Bäuerlein aber, das wirklich arm dran war und vielleicht auch noch eine interessante Krankengeschichte

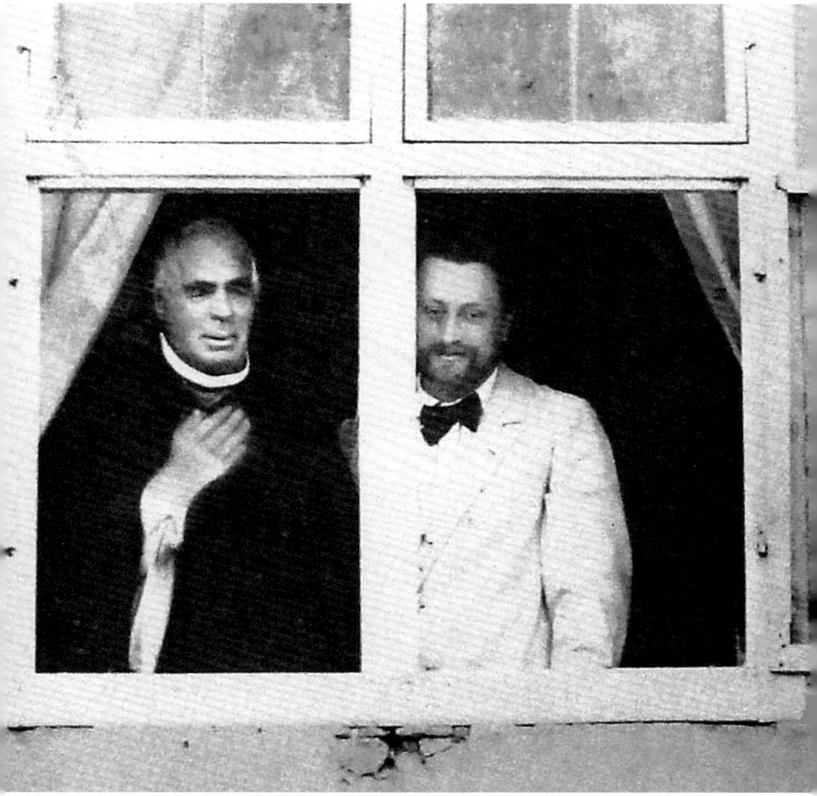

Monsignore Kneipp und sein engster ärztlicher Mitarbeiter Dr. Alfred Baumgarten (rechts) am Fenster des Wörishofener Pfarrhofs. – Zeitgenössische Aufnahme.

hatte, vermochte sich derselbe Pfarrer Kneipp mit unendlicher Geduld zu widmen. »Wenn ich auch manchmal knurre«, ließ er die Wörishofener einmal wissen, »es ist nicht bös gemeint und oft bereu ich das Knurren schon, ehe ich damit fertig bin!« Bei anderer Gelegenheit bekannte er, wenn er jemandem weh getan habe, könne er die ganze Nacht nicht schlafen.

Kneipps Mitarbeiter und Biograph Baumgarten möchte den Widerspruch psychologisch auflösen: Der Pfarrherr habe sich grob und unzugänglich geben müssen, um »in dem Dunst des

Weihrauches nicht zu ersticken«, mit dem ihm seine Anhänger gehuldigt hätten, und weil er in seiner gutmütigen Naivität vor allem in geschäftlichen Dingen so oft getäuscht worden sei. Kneipps Sekretär Bonifaz Reile bestätigt, man habe sein gutes Herz ausgenutzt. »Er konnte auch nicht opponieren; er fürchtete alle, die ihm im Worte überlegen waren, und schwieg still, wo er hätte reden sollen.«

SUBVERSIVER HUMOR

Merkwürdigerweise liebte Pfarrer Kneipp alberne Witze – am meisten dann, wenn sie etwas Subversives hatten. Genauso respektlos wie über blasierte Gräfinnen und geschwätzige Kaffeetanten zog der Pfarrherr über seine Amtsbrüder her: Ein paar Buben hatten neben einem Tümpel aus dem nassen Sand eine Kirche gebaut. Ihr Religionslehrer habe das Werk bewundert, erzählte Kneipp, aber das dazugehörige »Herrle« – den Pfarrer – vermisst. Die Antwort der Knirpse gab er mit sichtlichem Vergnügen wieder: »Ja, wenn der Dreck nit ausgoht, no macha mir scho a Herrle au no!«

Zum andern waren Kneipps Witze keineswegs immer flach. In seinen Diagnosen und therapeutischen Ratschlägen blitzt plötzlich ein feiner, menschenfreundlicher Humor auf. Eine Greisin klagte ihm ihre Sorge, dass es mit der Kur nicht vorwärts gehen wolle. Kneipp sah sie mitfühlend an und erwiderte: »Dös kann i Ihna als ehemaliger Handlanger und Mörtelmacher saga, so an altes Haus putzt mer nit an oim Tag inwendig und auswendig z'samma!« Und einen Lungenkranken, der ganz erschrocken berichtete, mit seinem Husten sei es jetzt am Morgen nach zehn Tagen Wörishofen schlimmer als früher, beruhigte er: »Dös is recht, a bissel Schmutz hat jeder im Haus. Erst muss der Schmutz raus, dann können S' g'sund werden. Aber Sie seha gut aus, dös is die Hauptsach!«

Typisch für die bei Kneipp manchmal verwirrende Mischung von hingebungsvoller Güte und mürrischer Distanz ist vielleicht auch das Haustier, das er sich aussuchte: ein kluger, aber ziemlich bösartiger Spitz, der sich mit anderen Hunden die wildesten Kämpfe lieferte, Kneipps Freunde in Waden oder

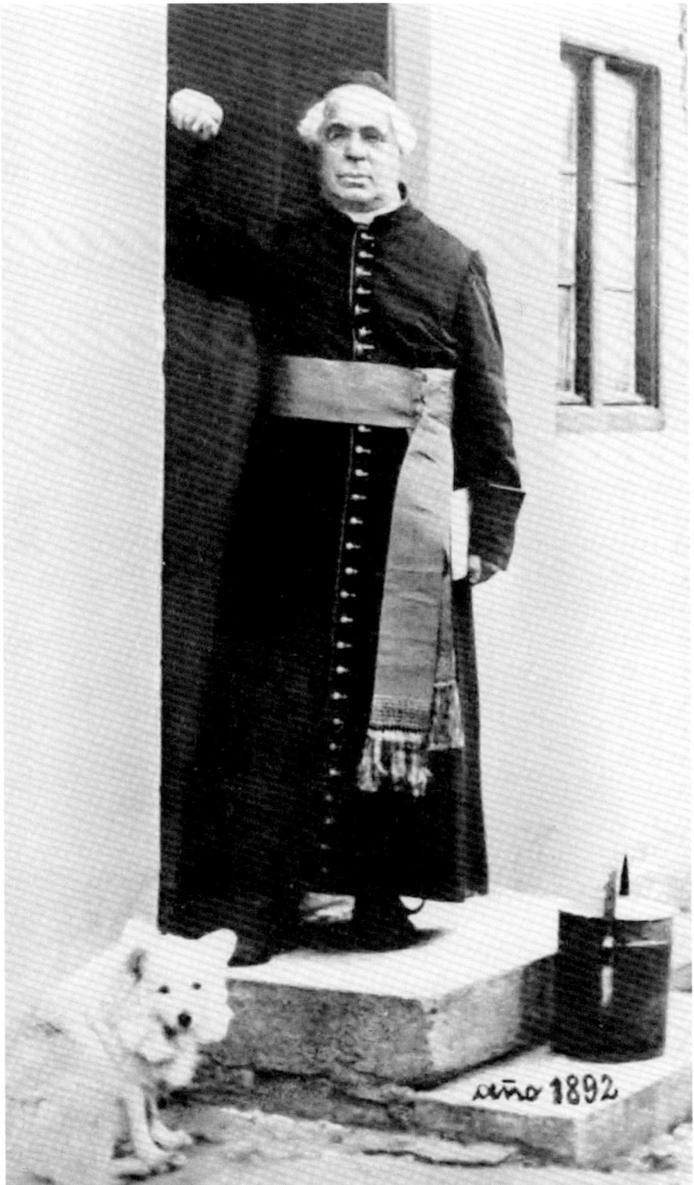

Kneipp mit seinem bissigen, aber treuen Spitz.

Zehen biss, wenn man ihm zu nahe kam, und auch seinen Herrn nicht schonte. Aber treu war er wie Gold! Er wich nicht von der Seite des alten Pfarrers, der ihn irgendwo herrenlos und abgemagert aufgelesen hatte, lag im Sprechzimmer unter dem Tisch zu seinen Füßen und begleitete ihn sogar in die Sakristei. Der Spitz fand einen ehrenvollen Tod im Scharmützel mit einem mächtigen Metzgerhund, der sich seine Frechheiten nicht gefallen ließ.

Selbstlos ist er gewesen, der Wasserdoktor und Bauernpfarrer, fast schon verboten gutmütig und hilfsbereit. Die astronomische Summe von 800 000 Mark, die er im Lauf der Jahre mit Bestsellern wie der »Wasserkur« verdiente, hat er – Dr. Baumgarten hat es penibel ausgerechnet – bis auf einen kleinen Rest von 25 000 Mark für Stiftungen, Bauvorhaben, Kirchenrenovierungen ausgegeben. Mit dem Rest hat er vermutlich arme Leute unterstützt, ohne darüber Buch zu führen oder sich Quittungen geben zu lassen. Nicht immer hatte er dabei einen guten Riecher, so sein Sekretär Bonifaz Reile: »Da Kneipp kein Menschenkenner war, wurde seine Wohltätigkeit missbraucht, daher wurde er oft betrogen. (…) In Rechtssachen war er unerfahren (…). Er gab Geld ohne Schuldschein nur aufs gute Gesicht, notierte sich weder Namen, noch Tag, noch Summe; so bekam er keine Zinsen und verlor das Kapital, er hatte ja nichts in Händen. Fordern konnte er nicht. Einesteils wollte er die Linke nicht wissen lassen, was die Rechte tat, andernteils war es sträfliche Sorglosigkeit.« Zudem: »Finanzgenie war Kneipp nicht. Das Geld verwahrte er schlecht, gab es in sein Nachtkästchen und ließ es lange Zeit liegen. Auf die Sparkasse gebracht, hätte es Zinsen getragen.«

Das hatte wohl auch mit Kneipps schlichtem Charakter zu tun, mit einer Bescheidenheit, die nicht gespielte Attitüde war wie gern bei Klerikern. Seine arme Herkunft hat er nie verleugnet. Die Ehrungen, mit denen man ihn im Alter überhäufte – päpstlicher Kammerherr ist er geworden, Komtur des Ritterordens vom Heiligen Grab, Chorherr der Kongregation vom heiligen Erlöser im Lateran –, kommentierte er trocken: »Mir isch ganz gleich, aber für die Methode mag's gut sein.«

Er sei nicht der Erfinder der Wasserkur, stellte er ein ums andere Mal klar, mit Wasser habe man schon vor Jahrtausenden geheilt. Dummerweise sei es jetzt nur ein simpler Landpfarrer, der für die Hydrotherapie streite, »dem kann man's nicht glauben, sollt' viel komplizierter und vornehmer sein!« Aber sei es nicht einerlei, wer einen Rat gebe, wenn er nur gut sei? »Denket, der alte Pfarrer meint's gut – nehmet seinen Rat und lasset den alten Menschen stehen.«

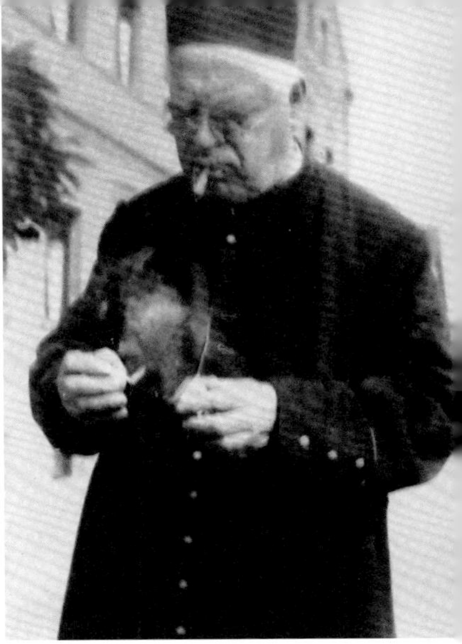

Menschliche Schwächen: Zigarren liebte der Gesundheitspionier Kneipp ebenso wie Mehlspeisen.

So war er, der Sebastian Kneipp, der selbst gerade so schlicht und gesund lebte, wie er es in seinen Ratgebern predigte, der täglich ein Sitzbad und wöchentlich ein Heublumenbad nahm, nach der Vier-Uhr-Messe Malzkaffee und Schrotbrot frühstückte und sich am Spätnachmittag nach vier bis sechs Stunden im Sprechzimmer ein wenig Erholung gönnte, indem er mit ein paar Waisenkindern barfuß durch das nasse Gras stapfte und in den Wäldern spazieren ging, der grobe Leinensachen unter der Priestersoutane trug – und der trotzdem ein Mensch mit kleinen Schwächen und Lastern blieb wie andere auch, mit einer stillen Liebe zu Mehlspeisen und Zigarren. »In der Sprechstunde dampfte er von Anfang bis zum Schluss mit der Fortsetzung auf der Straße«, erinnerte sich Frater Reile. Und machte er einmal eine Pause mit den Zigarren, griff er zur Schnupftabaksdose.

9 Der greise Pfarrer Kneipp bestellt sein Haus

Mittlerweile ist er zu einer internationalen Berühmtheit geworden, der Dorfpfarrer Kneipp aus dem Schwabenland. Baumgarten rechnet ihn in seiner bald nach Kneipps Tod erschienenen Biographie zusammen mit Bismarck und Papst Leo XIII. zu den »drei bekanntesten Menschen auf dem Erdenrunde« und schwärmt etwas pathetisch: »In Sibirien droben, bis in die entferntesten Dörfer und Kolonien, weiß man von Kneipp; im Oranje-Freistaat [heute ein Teil Südafrikas, C. F.] gibt's Kneippsche Anstalten, in San Franzisko wohnen seiner Anhänger viele, und in China beugen die bezopften Söhne des himmlischen Reiches ihr Haupt zu einem Oberguss.«

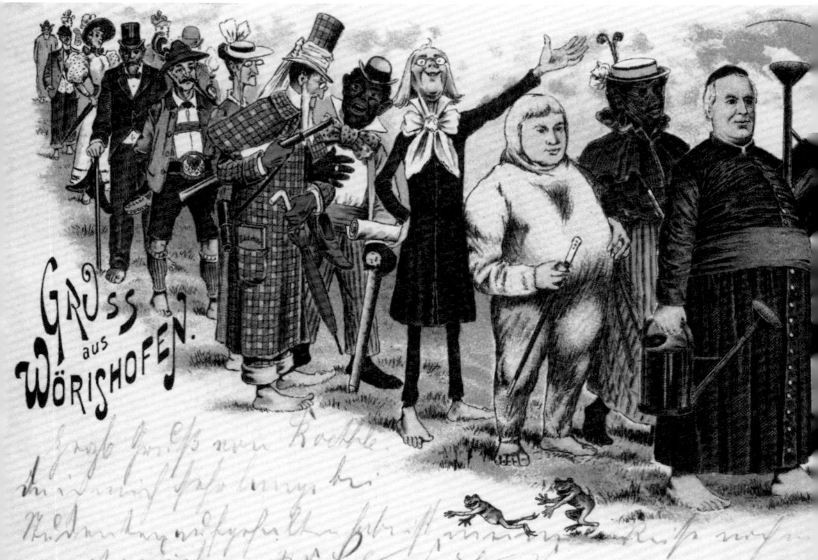

Kurgäste aus aller Welt pilgern barfuß hinter Pfarrer Kneipp her zum Wasserguss. – Ansichtskarte aus Wörishofen, 1902

Die Patientenscharen brechen über Wörishofen herein wie Heuschreckenschwärme; noch nehmen sie in ihrer wilden Sehnsucht nach dem Wunderheiler mit Notquartieren auf dem Heuboden und im Stall vorlieb wie weiland die Heilige Familie, aber der schwäbische Geschäftsgeist hat schon überall zu bauen begonnen. Hotels, Logierhäuser, Privatbäder schießen aus dem Boden, Andenkenläden, ein Foto-Atelier, sogar eine Konditorei, die zu Kneipps hausbackener Ernährungslehre passt wie die Faust aufs Auge. Und an jeder Ecke die Verkaufsbuden – für Sandalen und Gießkannen, Honigwein und »Gesundheitszigarren«.

Noch haben die alteingesessenen Bauern, die sich gegen die schleichende Verwandlung ihres Dörfchens in ein Weltbad stemmen, im Gemeinderat die Mehrheit. »Du Kurgascht!« sei die schlimmste Steigerung im Schimpfwörterbuch gewesen, erinnert sich Bonifaz Reile. Doch ein »Verschönerungsverein Wörishofen« arbeitet unverdrossen daran, dem Ort ein einladenderes Gesicht zu geben. Ruhebänke, Straßenlaternen werden angeschafft, die Wege befestigt. Die Einwohnerschaft Wörishofens wächst in Kneipps letzten zehn Lebensjahren fast auf das Dreifache.

WÖRISHOFEN IN SPEKULANTENHAND?

Der alt gewordene Pfarrherr steht wie ein Fels in der Brandung inmitten des Trubels, den Ansturm auf seine Heilmethode beobachtet er mit gemischten Gefühlen. 1892 haben nach Auskunft der neu eingeführten »Kurbüchlein« exakt 12 175 Kranke seine Hilfe gesucht; nicht mitgerechnet jene, die sich auf irgendwelchen Schleichwegen ohne Anmeldung und laufende Nummer Zugang zum Wasserdoktor verschafft haben. »Sehen sie ein Licht im Pfarrhaus, sei es nun in der Nacht oder am Tage«, jammert der sonst so gelassene Kneipp, »gleich sind einige da und haben was zu fragen; Ruhe hat man niemals.«

Im Dominikanerinnenkloster ist seit der Verlegung der Wasserbehandlungen ins Pfarrhaus zwar wieder etwas Ruhe eingekehrt, aber der Konvent wächst von zwanzig Schwestern bei Kneipps Ankunft in Wörishofen 1855 auf fünfundfünfzig in seinem Todesjahr – Arbeit und Verantwortung für den Beichtvater, der er ja geblieben ist.

Kneipp, den die erst so misstrauische Gemeinde 1892 zum Ehrenbürger ernennt – »dem edlen Menschenfreunde« steht in der Urkunde –, ist nicht glücklich über die Veränderungen. Am 9. April 1894 schlägt er in einer Rede vor den Kurgästen Alarm: »Es wird einem fast unheimlich, zu sehen, wie das Häuserbauen hier so maßlos unüberlegt betrieben wird«, wettert er und mahnt: »Haltet ein jetzt! Meine Absicht war es stets gewesen, den Weg der höchsten Einfachheit zu wandeln. Wollen aber diese neuen Hausbesitzer auch im Winter leben, so müssen sie unbarmherzig aus den Kurgästen alles auspressen. Das ist nicht christlich, und darauf ruht kein Segen (...). In kurzer Zeit kann aus einem einfachen Dorf keine Stadt gemacht werden!«

Kneipp schimpft auf »Spekulanten«, die eine große »Gießanstalt« bauen wollen; die zwei bestehenden privaten Badehäuser genügten völlig. Nein, er wolle nicht mit schuld an Bankrotten sein, weil zu großspurig und unüberlegt gebaut werde. Doch pikanterweise und notgedrungen gehört Kneipp selbst zu den rührigsten Bauherren in Wörishofen. Nach dem vom Augsburger Bischof verlangten Priesterhaus plant er ein zweites Badhaus (um Frauen und Männer bei der Hydrotherapie besser trennen zu können, Kneipp hat eine strenge Moral und hält Kurgästen, die er paarweise ins Grüne wandeln sieht, erbitterte Standpauken) und ein großzügiges Kinderkrankenhaus auf einem sonnigen, luftigen Hügel. 1893 ziehen hier tatsächlich hundertfünfzig schwerkranke oder gelähmte Kinder aus verschiedenen europäischen Ländern ein, auch zwei kleine Amerikaner sind dabei.

DIE HOFTAFEL DES PRINZREGENTEN

Wenn ihn die alten Kritiker und Neider wenigstens in Ruhe gelassen hätten! Aber immer noch treffen täglich Schmähbriefe ein, führen Autoritäten wie der Direktor des Allgemeinen Krankenhauses in München, Professor von Ziemsen, mit Zeitungsartikeln und vom Katheder herab einen zähen Kleinkrieg gegen den »Pfuscher« im Priesterrock – und gegen die Mediziner, die mit ihm in Wörishofen zusammenarbeiten. Ziemsen: »Aufs tiefste müssen wir es bedauern, dass sich Ärzte so weit herabwürdigen können, zu Helfershelfern des Kneippschen Hokuspokus zu werden. Wir weisen solche Afterärzte von der Schwelle der geheiligten Wissenschaft!«

Böse Blüten treibt dieser Futterneid, nachdem Prinzregent Luitpold von Bayern 1892 den Pfarrer Kneipp – für dessen Methode er sich interessiert – in Audienz empfangen und zur Hoftafel eingeladen hat, zusammen mit medizinischen Kapazitäten. Die Presse weiß danach nicht nur zu berichten, dass der allseits verehrte Prinzregent von Kneipp eine gute Prognose erhalten habe (zu Recht, denn Luitpold regierte noch bis 1912 und wurde 91 Jahre alt) und sein Fußleiden mit der Wasserkur bekämpfe; man munkelt auch, dass sich der Dorfpfarrer bei Hofe anmaßend und ungehobelt aufgeführt habe. Luitpold soll sich über diese Zeitungsmärchen ziemlich aufgeregt haben, Kneipp lächelte nur. Aber die Nadelstiche trafen doch.

Man wirft ihm Geschäftstüchtigkeit vor, weil eine Memminger Leinenfabrik Gesundheitswäsche und der Münchner Fabrikant Kathreiner Malzkaffee mit Bild und Namenszug des berühmten Naturapostels vertreibt – und nimmt überhaupt nicht zur Kenntnis, dass Kneipp keinen Pfennig an den Produkten verdient und dass er sich nur deshalb als Werbeträger hergibt, um in seiner ungeschickten Art zu zeigen, wie er sich gesunde Kleidung und Kost vorstellt. Kneipp sei in solchen Fragen eben »ein Kind« gewesen, bemerkt Bonifaz Reile, und noch dazu eigensinnig; er habe sich einfach nicht gemerkt, wann er wo etwas unterschrieben habe.

Müde und misstrauisch geworden, bereitet der alte Pfarrer einen Teilrückzug aus dem Kurbetrieb vor, der ihm längst über den Kopf gewachsen ist – und sondiert gleichzeitig Möglichkeiten, sein Werk auf eine breitere und vor allem wissenschaftlich solide Basis zu stellen. Den Prinzregenten Luitpold ersucht er, die Wasserheilkunde an den drei Landesuniversitäten in den medizinischen Lehrplan aufnehmen zu lassen. Das Gesuch

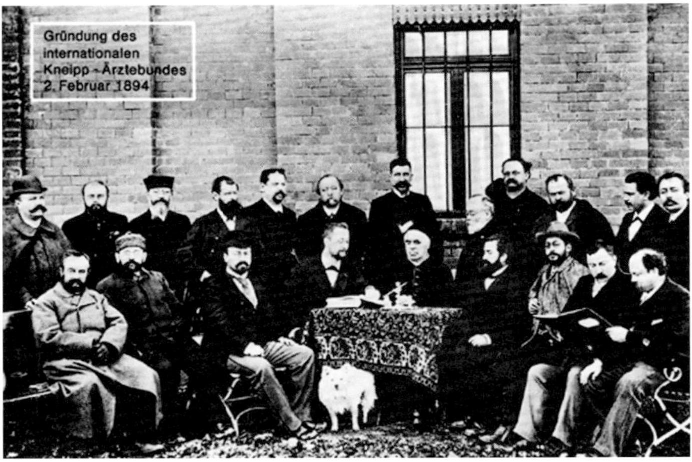

Gründungsversammlung des Internationalen Vereins Kneipp'scher Ärzte am 2. Februar 1894 in Wörishofen.

hat keinen Erfolg. Aber der aus Koblenz nach Wörishofen gekommene und von Kneipp als Badearzt angestellte Dr. Alfred Baumgarten organisiert die von der Hydrotherapie überzeugten Ärzte zu einem internationalen Verein.

Sebastian Kneipp hat die Siebzig überschritten; was soll mit Wörishofen werden, wenn er nicht mehr da ist? Mittlerweile gibt es zwar anderswo an die zweihundert »Kneipp-Anstalten«, zum Teil von in Wörishofen ausgebildeten Ärzten errichtet und oft von hervorragendem Ruf wie das württembergische Jordansbad – aber wer kann garantieren, dass diese Breitenbewegung nicht den von Kneipp eingeschlagenen Weg verlässt und aus seinen Ideen etwas völlig anderes macht?

Deshalb holt er die Barmherzigen Brüder nach Wörishofen, die sich nicht nur durch ihre Volksnähe empfehlen, sondern auch gute Mediziner in ihren Reihen haben. Am 1. Oktober 1892 treffen die ersten drei Fratres – unter ihnen Bonifaz Reile, der Kneipps Sekretär und Nachfolger wird – in Wörishofen ein; die Begrüßung ist typisch: »So, seid ihr da«, brummt der Pfarrer freundlich, »no so geht gleich mit in die Sprechstunde und lernt fleißig!«

Derart entlastet, kann der alte Kneipp in den folgenden Jahren eine Reihe von Vortragsreisen durch ganz Deutschland und bis nach Prag, Innsbruck, Linz, Zürich, Straßburg und Paris unternehmen, um für seine Ideen zu werben und Fehlinterpretationen zu berichtigen (und nicht zuletzt Geld für sein geliebtes Kinderasyl zu erbetteln). Der treue Pfarrer Stückle begleitet ihn jedes Mal, im großen Reisekorb befinden sich Malzkaffee, Quark, Äpfel, Brot und Mehl für die unverzichtbare Brennsuppe, und einen Spirituskocher haben die beiden auch dabei, um auf den endlosen Bahnfahrten nicht auf ihre gesunde Kost verzichten zu müssen.

Kneipp ist ein begeisterter Bahnpassagier: »Nie fühle ich mich so wohl, wie wenn ich im Zug sitze«, gesteht er. Das Zugpersonal kennt ihn längst, besorgt ihm einen schönen Fensterplatz und bekommt zum Dank ein »Cigarrl« – und prinzipiell kostenlose Behandlung, wenn sich einmal ein Eisenbahner nach Wörishofen verirrt. Doch kaum sind Stückle und Kneipp am Zielort angekommen, ist es mit der Gemütlichkeit vorbei. Der Dorfpfarrer interessiert sich auch in den größten Metropolen keinen Deut für die Sehenswürdigkeiten, er hat jedes Mal nur zwei Fragen: »Wo muss ich reden?« Und: »Wo sind die Kranken?« Denn selbstverständlich hält er überall, wo er hinkommt, Sprechstunde und rackert sich dreimal so hart ab wie daheim in Wörishofen.

Auch seine alte Bildungsstätte, das Münchner Georgianum, besucht er und sieht beim Ehemaligentreffen die wenigen übrig gebliebenen Mitstudenten wieder – aber wie sie ausschauen! »Hatte neben mir einer gewohnt im Georgianum, ein flotter Bursch, (...) und er hat einen ordentlichen Schopf gehabt«, erzählt er am nächsten Tag, »der kommt gestern auch zu mir her und grüßt mich: ›Kneipp, kennst mich denn nimmer?‹ Richtig, der ist's! – ›Ja siehst, wir haben beide schon einen Eselskopf bekommen, nur ist bei dir schon die letzte Platte vom Dach g'fallen.‹ Der alte Kamerad hat kein Haar mehr und ich hatte ihn fast nicht erkannt. Es ergeht uns Alten wie einem Baum im Feld, er wird halt morsch und ausgewittert und wurmstichig – aber heiter sind wir doch g'wesen und nun, wenn's auch zum Sterben kommt, ist's nicht so arg.«

Daheim in Wörishofen geht der Umbau zum Kurort weiter. Vornehme Villen und bürgerliche Pensionen entstehen, Bäder mit Gästezimmern und allem technischem Komfort, Restaurants, ein protestantisches Bethaus – und ein Bahnhof. Denn zwischen Türkheim und Wörishofen soll ab 1896 eine Lokalbahn verkehren, rußfrei, elektrisch! Zu den Aktionären der »Lokaleisenbahngesellschaft Wörishofen« gehören Bonifaz Reile, Sebastian Kneipp und – Erzherzog Joseph von Österreich.

Der Personenkult um den einst verachteten Wasserapostel treibt seltsame Blüten. Die »Kneipp-Blätter« reden nur noch von »unserem hochwürdigen Meister«, und im Gästebuch des Dominikanerinnenklosters reichen die Eintragungen vom geschliffenen Kirchenlatein der Bischöfe und Äbte bis zu frommen Wünschen und launigen Reimen auf Indisch und Armenisch, ja sogar in der Zulusprache. »Für Trocken und Nass / Deo gratias!«, schreibt ein Kaplan aus der Diözese Hildesheim, während ein Studiosus von der Tübinger Theologischen Fakultät den Pegasus auf abenteuerliche Art reitet: »Wasser, Wasser! / Immer nasser! / Duld es still und denk daran: / Auch Dich heilt der Wassermann.«

Pfarrer Roedelstürtz aus der Koblenzer Gegend hat sich einen Hymnus nach Art der rheinischen Trinklieder ausgedacht: »Es lebe hoch Sebastian! / So tönt's mit hellem Klange / Herr Kneipp, der allen helfen kann / Er lebe noch recht lange! / (...) Und ist der Körper ganz gesund / Flickst Du auch noch die Seelen / Die schadhaft sind und schwach und wund / Bei Dir kann's nimmer fehlen.«

Peinlicher lesen sich die Liedtexte, die sich in den »Kneipp-Blättern« finden und offenbar zur forschen Begleitung der hydrotherapeutischen Anwendungen gedacht sind. Da hat sich etwa ein Professor Stöckle aus Schwetzingen »ein neues Kneipp-Lied nach alter Melodie« abgerungen, und das geht so: »Wie schön, wie schön / Ist doch das Kneippengeh'n! / Der Knie- und Oberguss / Ist uns ein Hochgenuss. – / Zum Tingelingeling, du Nasser / Ja brauch' nur kaltes Wasser! – / Zum

Tingelingeling, der Kneipp / Der heilet Seel' und Leib.« Richtig, das »Tingelingeling« ist der Refrain – sieben Strophen lang.

PAPSTAUDIENZ MIT BADEWANNE

Den glühenden Verehrern stehen freilich nach wie vor erbitterte Feinde gegenüber. Seit 1891 treiben Brandstifter in Wörishofen ihr Unwesen, manchmal jede Woche. Schließlich gründet man eine Bürgerwehr, die vom Einbruch der Dunkelheit bis zur Morgendämmerung durch den Kurort patrouilliert. Falschmeldungen geistern durch die Weltpresse: Kneipp sei nach luxuriösen Weihnachtsgeschenken von Fürstenhäusern zum Millionär geworden; Kneipp sei in der Badewanne ertrunken oder sitze im Zuchthaus; er verspreche alle Übel der Welt durch Hungerkuren und eine spezielle Unterwäsche zu heilen; sein Sekretär habe ein zur Kur in Wörishofen weilendes Fräulein verführt. Als ein ans Kurhaus grenzendes Anwesen abbrennt und Frater Reile das Grundstück – über das schon länger verhandelt wurde – unvorsichtigerweise am darauffolgenden Tag kauft, wird wegen Brandstiftung gegen ihn ermittelt.

Und nichts hasst Kneipp mehr als peinliche Erklärungen und Dementis. Sein einziger Trost sind in solchen dunklen Stunden die Kleinen im Kinderasyl, die er jeden Tag nach Feierabend besucht, um mit ihnen zu plaudern oder einen Spaziergang in die Natur zu machen. Sein zweites Lieblingsprojekt, ein Haus für Hauttuberkulose-Patienten, kann er nicht verwirklichen; die Behörden fürchten die aussatzähnliche Krankheit wie die Pest und trauen Kneipp nicht zu, sie ohne Gefährdung der übrigen Patienten mit Lehmwickeln und Wasseranwendungen zu kurieren.

Als wolle er vor all den Intrigen und Problemen ausreißen, entschließt sich Kneipp im Februar 1894 zu einer Reise nach Rom, um an der Priesterweihe von Dr. Baumgartens Bruder teilzunehmen und dem Heiligen Vater für die ehrenvolle Ernennung zum Monsignore zu danken. Den Papst sieht er zum ersten Mal bei der mit allem römischen Prunk ausgestalteten Messe zum 50. Jahrestag von dessen Bischofsweihe. Er hat einen Platz zehn Schritte vom Altar entfernt bekommen und kann den dreiundachtzigjährigen Leo XIII. genau beobachten, der unter frenetischen Rufen »Evviva il Papa re!« (Es lebe der Papstkönig!«) auf dem goldenen Tragsessel in den Petersdom einzieht.

»Ich schaute ein gesundes, ruhiges Auge«, berichtet er später seinem Leserpublikum im »Kneipp-Kalender«; »wenn auch der Grundton der Gesichtsfarbe weiß war, so schimmerte doch ein natürliches Rot hervor, das zwar nicht stark, aber doch bemerkbar ist (...). Er gefällt mir besser, als ich erwartet habe; denn er hat noch gesunde Ohren, und sein Aussehen ist ziemlich frisch.«

Leo XIII. gilt als aufgeschlossen für alles Neue und überaus gesprächsbereit gegenüber der zeitgenössischen Kultur. Er hat eine Hymne auf die Erfindung des Fotoapparats gedichtet, ist ein Verehrer des lange verfemten Galilei und hat eine Hochschule für Literaturkritik gegründet. Dass der Pontifex Sebastian Kneipp zu sich bestellte, um sich untersuchen und in die Wasserkur einweisen zu lassen, ist keine hübsche Legende, sondern gut bezeugt. Eines Vormittags werden Kneipp und der Neupriester Baumgarten, der als Dolmetscher fungieren soll, durch den Cortile della sentinella und den Cortile di San Damaso, die Scala nobile hinauf zu den päpstlichen Gemächern geführt, einen endlosen Weg durch das Labyrinth des Vatikans, von der Sala Clementina und der Anticamera dei gendarmi über die Sala degli arrazzi und die Sala della guardia nobile bis zum päpstlichen Thronsaal und von dort in die Anticamera segreta.

Dort warten sie zehn Minuten, bis der Papst läutet. »Baumgarten, avete portato Kneipp?« fragt er, »haben Sie Kneipp hergebracht?«, und begrüßt den ganz verwirrt mit den vorgeschriebenen drei Kniebeugen Beschäftigten: »Bravo! Also das ist der Mann, von dem ich schon so viel gehört habe.« Kneipp muss sich an die Seite des Papstes setzen, immer noch verschüchtert, gewinnt aber bald seine Souveränität zurück, als ihn Leo lachend fragt, wie er das mit den Ohren gemeint habe; offenbar hat ihm jemand Kneipps Diagnose zugetragen.

»Wenn das Herz noch so viel Kraft besitzt, um das Blut bis in die feinsten Äderchen der entlegensten Körperteile zu treiben, dann steht's um die Gesundheit noch gut«, antwortet der

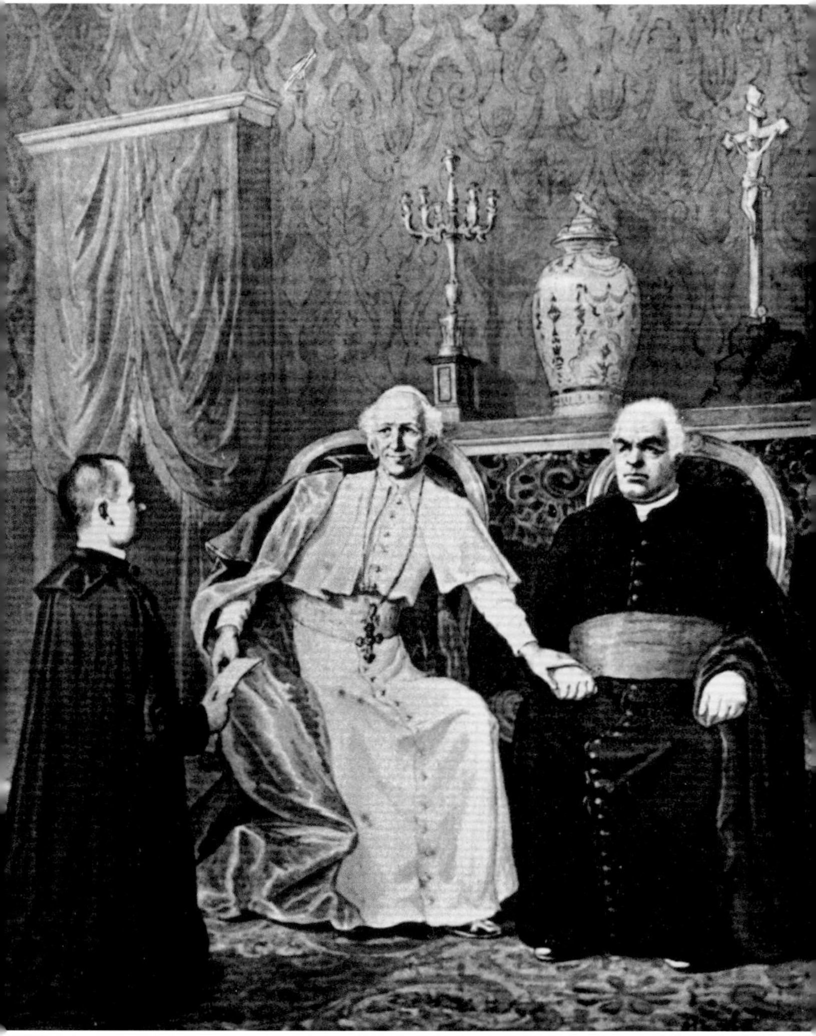

Kneipps Audienz bei Papst Leo XIII. am 21. Februar 1894. – Federzeichnung des römischen Malers Marola.

Bauernpfarrer aus dem fernen Schwabenland, jetzt ganz in seinem Element, »und da ich bei dem Einzuge in die Peterskirche bemerkte, dass die Ohren frisch und vollständig gesund sind, so glaube ich, dass die ganze Natur noch in einem sehr guten Zustande sich befindet.«

Dem Papst leuchtet diese Erklärung ein, er will aber noch Genaueres über seine Gesundheit wissen, lässt sich von Kneipp genau mustern und beantwortet brav alle Fragen nach Ernährung, Schlaf, Arbeitsweise und Bewegung. Erfreut vernimmt er Kneipps Prognose, er habe mit seiner guten Konstitution noch acht, neun Jahre zu leben, vielleicht auch länger. Nein, eine Kur benötige er nicht, es seien höchstens einige Vorbeugungsmaßregeln angebracht. Die soll er ihm dann das nächste Mal erläutern, verlangt der Heilige Vater und befiehlt dem tapfer protestierenden Priester – er habe daheim eine große Pfarrei zu versorgen und Kranke zu betreuen –: »Sie bleiben hier! Der Papst hat es gesagt.« Der Dolmetscher fragt Kneipp nachher ganz verwundert, warum er sich zuerst so ängstlich gezeigt habe und dann, als der Papst von seiner Gesundheit zu sprechen begonnen habe, wie ausgewechselt gewesen sei, sicher und redefreudig? Darauf Kneipp mit breitem Lächeln: »Des möchten S' wissen? Schauen S', zuerst war er der Papscht, und nachher war i der Papscht!«

Drei Tage später wird der Gast aus Schwaben, den mittlerweile natürlich schon wieder ratsuchende Prälaten, aber auch vatikanische Handwerker belagern, erneut zum Papst gerufen. Es geht um die der Gesundheit am besten dienliche Lebensweise. Als Kneipp eine kalte Waschung von Zeit zu Zeit empfiehlt, am besten morgens vom Bett aus, bestellt ihn sein hoher Patient für den übernächsten Morgen um halb sieben Uhr in seine Gemächer. Dort vollzieht sich – unter den entsetzten Protesten des ersten Kammerdieners und vergnügten Scherzen des Heiligen Vaters – ein historisches Ereignis: eine gründliche Oberkörperwaschung, von einem bayerischen Landpfarrer am römischen Pontifex vorgenommen. Und diesmal ist es Kneipp, der befiehlt und keinen Widerspruch duldet: »Eure Heiligkeit werden jetzt zwei Stunden schlafen!«

Dazu habe er keine Zeit, entgegnet Leo, fügt sich aber dann doch. Bei der nächsten Audienz erzählt er begeistert, wie gut ihm diese Erholung getan habe. Er bittet noch um genaue Anweisungen für den Speiseplan – und lässt Kneipp erst nach den Feiern zu seinem fünfundachtzigsten Geburtstag und zum Jahrestag seiner Papstkrönung Anfang März nach Wörishofen zurückkehren, wo man ihn stolz empfängt, mit Fahnen und Musik.

Bitter enttäuscht ist bloß der Leibarzt des Papstes, Professor Lapponiso. Er reicht wütend seinen Abschied ein und lässt sich nur unter der Bedingung zum Bleiben bewegen, dass der Heilige Vater künftig auf solche Extravaganzen wie das kalte Morgenbad verzichte. Wem Leo letztlich gehorcht hat, ist nicht bekannt. Er regierte, wie von Kneipp vorher gesagt, noch neun Jahre und starb 1903 dreiundneunzigjährig.

»ICH FÜHLE ES, DER STAB IST GEBROCHEN«

Daheim in Wörishofen stürzt sich der knapp dreiundsiebzigjährige Kneipp mit frischen Kräften in die Arbeit, fasst seine Ideen und Erfahrungen in zwei Handbüchern zusammen: »Mein Testament für Gesunde und Kranke« (erneut hat er die Wasserkur weiter entwickelt, die Güsse sind wichtiger geworden, die Halbbäder sollen nur noch ein paar Sekunden dauern) und »Codizill zu Meinem Testamente« (Bonifaz Reile, der erfahrene Krankenpfleger, hat Anweisungen für gymnastische Übungen und einen »Ratgeber für kleine Unglücksfälle« beigesteuert). Und die alten Bücher gehen immer noch weg wie warme Semmeln; die »Wasserkur« hat die neunundfünfzigste Auflage erreicht.

Zum zweiten internationalen Ärztekongress kommen dreißig Mediziner aus aller Herren Länder nach Wörishofen, und mittlerweile kann man auch in Kairo »kneippen«, wo französische Missionare die Heilanstalt El Hammân gegründet haben, streng nach den Anweisungen des Meisters. Der muss sich aber schon wieder mit Problemen im eigenen Haus herumschlagen: Zwischen Dr. Baumgarten und Frater Reile hat die Chemie von Anfang an nicht gestimmt, jetzt kommt es zum offenen Konflikt. Die von Kneipp nicht entschiedene Frage, wer sein Werk weiterführen soll, eine Organisation gut ausgebildeter Ärzte oder eine engagierte Laienbewegung, spiegelt sich in diesem Konkurrenzkampf, der auch die Kurgäste spaltet.

Dass in Augsburg mit Petrus von Hötzl jetzt ein Bischof regiert, der ihm erheblich wohlwollender gegenüber steht als der Vorgänger, tröstet Kneipp wenig. Der Kraftmensch ist müde geworden, misstrauischer denn je – und reagiert wie eine Mimose auf die kleinste Kränkung. Ortsansässige Journalisten haben etliche launige Bemerkungen aus Kneipps Nachmittagsvorträgen veröffentlicht, ohne böse Absicht, und damit süffisante Glossen auswärtiger Zeitungen provoziert. Das regt den Patriarchen so auf, dass er im Winter 1896 in den Streik tritt: Keine Vorträge mehr! Besorgte Kurgäste organisieren ein Komitee, und auf einer Art Tribunal verpflichten sich die eingeschüchterten – und gewiss auch um ihren Stoff fürchtenden – Reporter, künftig nur noch über Kneipps Sachaussagen zu berichten und seinen derben Humor unerwähnt zu lassen.

Seit seiner Radikalkur damals in der eiskalten Donau und im Münchner Springbrunnen ist er immer kerngesund gewesen, der Monsignore Kneipp. Auch einen ausgerechnet in der Badewanne erlittenen Unfall – er glitt auf dem nassen Boden aus und brach sich beim Sturz auf den Wannenrand zwei Rippen – hat er gut überstanden. Doch nun tritt plötzlich der Tod auch an diesen robusten Hünen heran, ganz dezent, langsamen Schrittes, als habe er eine Scheu vor dem leidenschaftlichen Kämpfer für ein gesundes Leben. 1896 klagt Sebastian Kneipp zum ersten Mal über Schwindelanfälle, Baumgarten stellt »Anstauungen im Unterleibe« fest, verordnet Bettruhe. Im nächsten Jahr dann erneut Anzeichen von Schwäche, starker Durst und ein quälender Harndrang, der Kneipp zwingt, seine Sprechstunden häufig zu unterbrechen.

Anfang März 1897 fährt er im dichten Schneetreiben in einer zugigen Kutsche nach Ottobeuren, um an der Beerdigung des dortigen Pfarrers teilzunehmen. Im Chorrock, ohne Mantel, geht er hinter dem Sarg her den endlos langen Weg zum

Friedhof, steht während der dreiviertelstündigen Leichenrede im scharfen Wind am Grab, hält danach, ohne sich aufgewärmt zu haben, das Requiem und kommt mit einer fiebrigen Erkältung nach Wörishofen zurück. Was Dr. Baumgarten aber viel mehr Sorgen macht, ist der harte, aufgetriebene Bauch und Kneipps jetzt zum ersten Mal vorgebrachte Klage: »Unter dem Nabel liegt mir so etwas, wie wenn man ein Laible Brot um zwanzig Pfennig durchgeschnitten hätte und in den Bauch hineingehängt!« Der erschrockene Baumgarten stellt eine harte Geschwulst fest, die von der hinteren Blasenwand bis zum Lendenwirbel reicht. Der Tumor ist bereits zwanzig Zentimeter lang, aber offenbar so tückisch langsam gewachsen, dass er dem Patienten bisher keine Schmerzen verursacht hat. Krebs ist in Kneipps Familie stark verbreitet gewesen, und bald wird klar, dass es für eine Operation bei seinem fortgeschrittenen Alter zu spät ist.

Der eigensinnige Patient lehnt auch jede Therapie außer der Wasserkur und den bewährten Lehmwickeln entschieden ab, über seinen Zustand macht er sich lange Zeit Illusionen. Als Baumgarten aber im Mai vorschlägt, medizinische Kapazitäten aus München zu konsultieren, erntet er brüske Ablehnung: »Nein, ich will niemand; wir machen so fort; man tut, was man kann, und das andere überlässt man dem lieben Gott.«

Seit Ende März ist der Fünfundsiebzigjährige nahezu dauernd ans Bett gefesselt, er hat Schmerzen und starke Depressionen. »Die Stimme hat vollständig jedes Metall verloren und arbeitet sehr mühsam«, notiert Baumgarten. Zwischendurch brechen sich die alten Lebensgeister Bahn, Kneipp kann kurzfristig aufstehen, bekommt Appetit, Herz und Puls werden stärker. Aber der Tumor vergrößert sich unaufhaltsam, kurzen Hoffnungsphasen folgt eine um so tiefere Apathie. »Ich fühle es jetzt, der Stab ist gebrochen«, sagt er traurig.

Den Kurgästen zeigt er sich noch etliche Male am Fenster, er segnet sie – was er sonst nie getan hat –, winkt ihnen freundlich zu, als sie in Hochrufe ausbrechen, und muss dann sofort wieder ins Bett gebracht werden. In den folgenden Tagen wechselt gläubige Gelassenheit – »gestorben muss sein, und es ist ganz gut, dass man die Sache liegend abmachen kann, dann ist's doch am bequemsten« – mit Todesangst. Große Schwäche, häufiges Erbrechen. »Jetzt hab ich wohl nicht mehr weit?« will er von Baumgarten wissen, und auf die Frage einer Schwester: »Ist's Ihnen recht bange?« antwortet er, ja freilich – und erkundigt sich im selben Atemzug nach einem schwer kranken Kind aus dem Asyl.

Am frühen Morgen des 17. Juni 1897 hat er ausgelitten, der Todeskampf dauert nur eine gute Viertelstunde. »Was muss das sein, so auf einmal den Heiland sehen!« hat er den Schwestern anvertraut. »Ich erwarte ihn jeden Augenblick.« Noch einmal verlangt er nach seinem alten Freund, dem Wasser, nimmt einen Schluck, röchelt etliche Male und schläft dann sanft ein.

Während die Dominikanerinnen ihren guten Beichtvater in ein rotes Messgewand hüllen und inmitten eines Blumenmeeres im Klosterkreuzgang aufbahren, geht die Todesnachricht in die Welt hinaus, die an diesem Sterben Anteil genommen hat wie sonst nur bei Päpsten und Kaisern. In den letzten Wochen hat Dr. Baumgarten zweimal täglich ein offizielles Bulletin an dreihundert Zeitungen des In- und Auslandes versandt. Während die »Münchner Neuesten Nachrichten« prophezeien, Kneipp habe der Wissenschaft »einen kräftigen Anstoß zum weiteren Ausbau der Wasserheilkunde« gegeben, vermelden etliche medizinische Fachblätter unversöhnlich den Tod eines »großen Kurpfuschers«.

Bei der Sektion der Leiche stellt man an der Lunge schlimme Verhärtungen und Verwachsungen fest, die von den Lungenblutungen der Jugend herrühren und die wundersame Geschichte der Heilung durch Wasser eindrucksvoll bestätigen. An einem regnerischen Nachmittag begleitet ein langer Trauerzug den Patriarchen zum Grab: Delegationen der Kneipp-Vereine aus Basel und Budapest, Hamburg und Berlin, Salzburg und Wien gehen hinter dem Wörishofener Gesangverein, der »Freiwilligen Sanitäts-Colonne« und dem Radfahrerverein, der Gesandte des Erzherzogs Joseph von Österreich und der Ordensgeneral der Barmherzigen Brüder hinter dem Veteranen- und Soldatenverein. Bischof Petrus von Hötzl hat eigen-

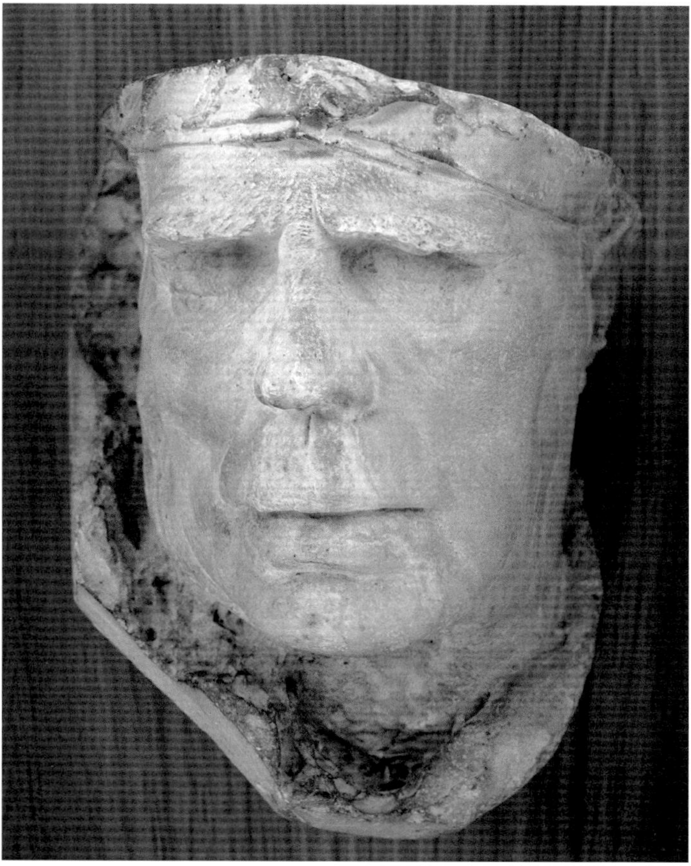

Sebastian Kneipps Totenmaske, 1897.

händig in seinem Garten einen Strauß wunderschöner Rosen gepflückt, die man dem Bewunderer von Gottes guter Schöpfung auf den Sarg legt.

WAS DIE KNEIPP-KUR HEUTE WERT IST

Manche befürchteten, mit Kneipps Tod werde der Glanz von Wörishofen schnell verblassen. Doch das Vertrauen, das man dem »Wasserdoktor« entgegengebracht hatte, übertrug sich auf die Barmherzigen Brüder und das Ärzteteam. Die Rivalität

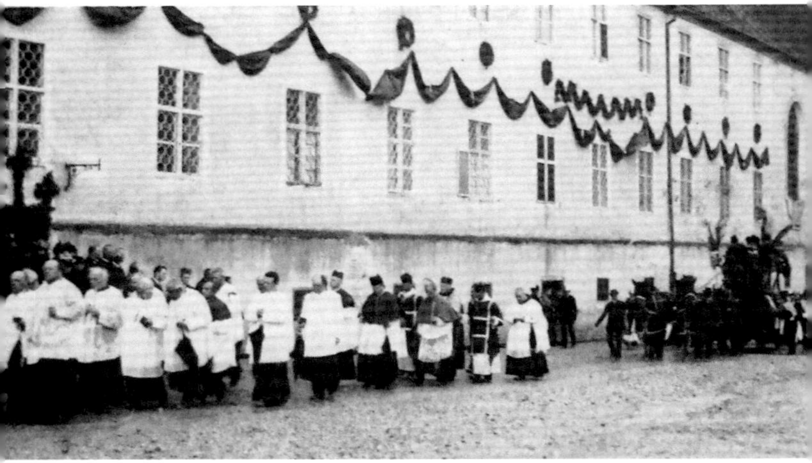

Der Leichenzug zum Wörishofener Friedhof am 21. Juni 1897.

zwischen Bonifaz Reile und Dr. Baumgarten nahm zwar ständig zu, bis Reile 1919 die Leitung des Sebastianeums – wie man das Kurhaus jetzt in Erinnerung an Kneipp nannte – abgab und dann auch aus dem Orden ausschied. Aber die Kurgäste kümmerten sich wenig um den Streit, sie suchten sich einfach den Kneipp-Nachfolger aus, der ihnen sympathischer erschien.

Die Zahl der Patienten schnellte in Wörishofen von 6203 in Kneipps Todesjahr 1897 auf 26 029 im Jahr 1935 hoch, und auch die anderen anerkannten Kneipp-Heilbäder und –Kurorte verzeichneten ein ständig wachsendes Publikumsinteresse. Der »Kneippbund«, zu dem sich sämtliche Kneipp-Vereine, rund fünfhundert an der Zahl mit 160 000 Mitgliedern, zusammengeschlossen haben, bezeichnet sich heute als stärkste freiwillige Volksgesundheitsorganisation der Welt. Das Gewicht der Ärzte hat in der Bewegung übrigens stark zugenommen; heute sind es 1300. Schon kurz nach Kneipps Tod beschlossen die im »Internationalen Verein Kneipp'scher Ärzte« organisierten Mediziner, dass die Anwendung der Kur approbierten Standesgenossen vorbehalten bleiben müsse. Das sei in der Tat ein »famoser Beschluss«, höhnte die führende Zeitschrift der Naturheilkunde, »Der Naturarzt«, empörte sich, kaum habe »der

Meister die Augen geschlossen, schlagen sie ihn noch einmal tot«, und erinnerte die Herren Mediziner daran, im Fall der Kneipp-Kur seien sie lediglich »eines Laien Schüler«.

In Wörishofen geht es längst nicht mehr so asketisch zu wie zu Lebzeiten des Patriarchen, der dort auf einem 1936 entstandenen Deckenfresko in der Pfarrkirche immer noch den Kranken und Gesunden predigt. Das Publikum, das die zahlreichen Kurkliniken und Hotels bevölkert, ist jünger geworden und mehr auf Fitness und Beauty aus als auf das einfache, naturgemäße Leben, wie es Kneipp verkörperte. Die Kurgäste müssen auch nicht mehr Holz hacken und Hausarbeiten verrichten wie unter Vater Kneipp, sondern sollen mit Schwimmen, Waldlauf und Gymnastik Freude an der Bewegung entwickeln; hinter der neumodischen »Terrain-Kur« verbergen sich schlicht mehrstündige Spaziergänge an der frischen Luft. Um Herz und Kreislauf optimal zu trainieren und eine allmähliche Leistungssteigerung zu ermöglichen, werden diese Touren nach Länge, Steigung, Höhenlage individuell ausgewählt. Die Kneipp-Kur versteht sich mittlerweile weniger als letzte Rettung für massiv geschädigte Schwerkranke, sondern eher als Gesundheitstraining mit vorbeugender Wirkung.

Zur Physiotherapie, die das Werk des Pioniers fortsetzt, gehören jedoch nach wie vor die Hydrotherapie, bei der das Wasser mit Wärme und Kälte, mit chemischen und elektrischen Reizen auf den Organismus einwirkt, die auf naturgerechter Vollwert- oder Basiskost beruhende Diätetik, die Behandlung mit Heilpflanzen (in Form von Badezusätzen, Salben, Tees), schließlich die Bewegungstherapie und die Ordnungstherapie mit dem Ziel, das gestörte seelische Gleichgewicht wiederherzustellen, Rücksicht auf die »innere Uhr« einzuüben und so einen harmonischen Lebensrhythmus zu erreichen.

Die Patienten kommen mit Herzbeschwerden, Angstzuständen, Schlafstörungen, Schweißausbrüchen, Wirbelsäulenverkrümmungen und Gelenkschmerzen, Rheuma, Bluthochdruck, Übergewicht. Sie werden mit Bewegungsbädern und Atemgymnastik, Lymphdrainage und Reizstrom, Chirotherapie, Akupunktur, Heilfasten, Muskeltiefenentspannung

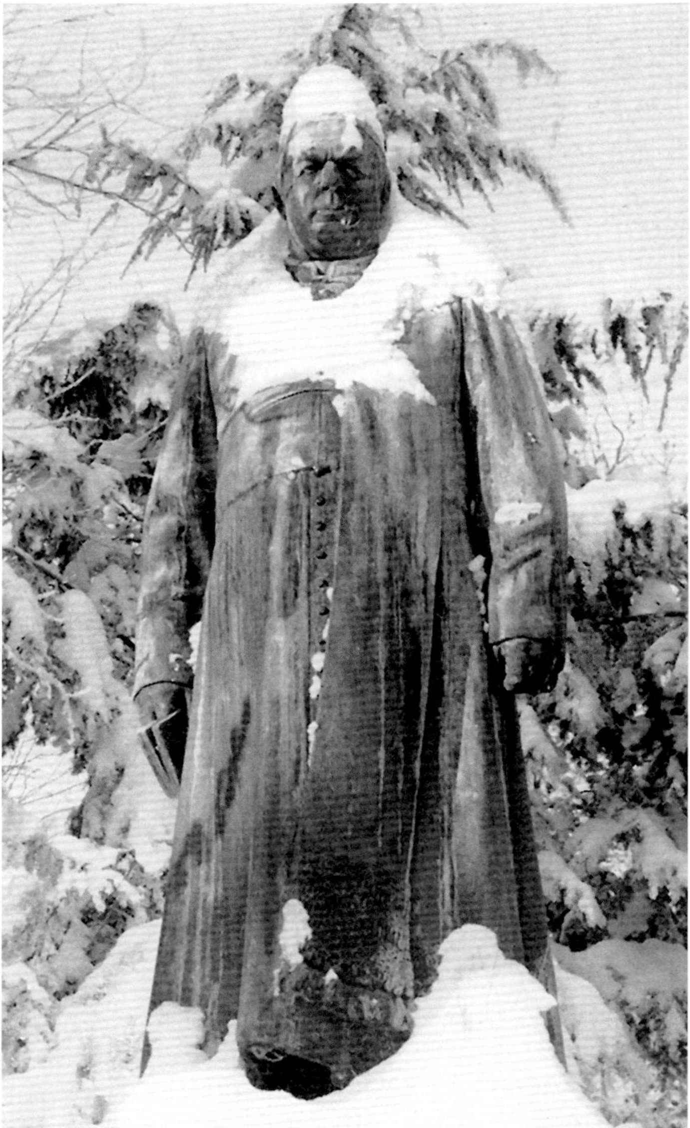

Gut getroffen: Kneipp-Denkmal in der Winterlandschaft von Bad Wörishofen.

Für und wider die Kneipp-Therapie

Die »Schulmedizin« begegnet alternativen Behandlungsmethoden heute aufgeschlossener als zu Kneipps Lebzeiten. Auf Skepsis stößt die »Kneipp-Kur« freilich weiterhin – vor allem, wenn sie nicht vorbeugend oder ergänzend angewendet wird, sondern die einzige Therapie bildet. Kritiker halten die Kur nicht für riskant, sondern für wirkungslos. Untersuchungen belegen allerdings Erfolge für Teile der Therapie, zum Beispiel Kältereize. Regelmäßige Wasseranwendungen helfen offenbar bei Beschwerden mit Krampfadern, verbessern das Denkvermögen älterer Menschen und fördern die Lebensqualität von Patienten mit Herzschwäche. Eine Dissertation an der Universität Jena wies 2005 zum Beispiel nach, dass kalte Obergüsse Immunabwehr und Lebenserwartung bei chronisch obstruktiver Bronchitis (eine unheilbare entzündliche Atemwegserkrankung) verbessern, und merkte an: »Auffällig ist, dass die teilnehmenden Patienten ihre mentale Gesundheit höher beurteilten als ihre physische Gesundheit.«

Hartnäckige Skeptiker vermissen bei diesen Studien in der Regel eine Kontrollgruppe ohne Kneippkur; eine allen Anforderungen genügende Langzeitstudie zur Auswirkung regelmäßiger wechselwarmer Duschen auf die Häufigkeit, Stärke und Dauer von Erkältungen ergab keine Unterschiede gegenüber einer Kontrollgruppe, die auf das Duschritual verzichtete.

und autogenem Training behandelt. Sie gehen in eine »Rückenschule« und nehmen an psychologischen Gesprächsgruppen teil.

»DIE CORONA-PANDEMIE HAT DOCH GEZEIGT ...«

Die Sparmaßnahmen im Gesundheitsbereich machen den Verantwortlichen in Wörishofen und in anderen Kneippheilbädern und -kurorten schwere Sorgen. Die Probleme begannen in den neunziger Jahren des vorigen Jahrhunderts, als plötzlich – wie im übrigen Gesundheitswesen auch – nur noch drei Wochen Kur finanziert wurden statt der bis dahin üblichen vier, was den ganzen Sinn des Unternehmens gefährden musste. Denn der eigentliche Kureffekt mit nachhaltiger Wirkung stellt sich in der Regel erst in der vierten Woche ein. Heute schaut man bei den Raphael-Schwestern, die das »Sebastianeum« mittlerweile führen, fast schon mit einem verklärten Blick auf diesen Schrumpfungsprozess zurück, denn inzwischen gilt es als Glücksfall, überhaupt noch eine Kur bezuschusst zu bekommen.

Der Vorsitzende des Verbandes Deutscher Kneippheilbäder und Kneippkurorte, Hans-Joachim Bädorf, fordert von der Politik dringend eine Kurskorrektur. Bädorf: »Die Corona-Pandemie hat doch gezeigt, dass Staat und Privatgesellschaft, statt im Gesundheitsbereich zu sparen, kräftig in Prävention und Nachsorge investieren müssen. Gerade das Naturheilverfahren von Sebastian Kneipp stärkt zum einen erwiesenermaßen Abwehrkraft und Resilienz der Menschen und hilft ihnen zum anderen, wenn sie krank geworden und geschwächt sind, körperlich und seelisch wieder auf die Beine.«

Wie kurzsichtig und kontraproduktiv Einsparungen bei der Kneipp-Kur sind, hat eine 1995 veröffentlichte umfangreiche Studie der beiden Wörishofener Fachärzte Tassilo Albus und Heinz Leuchtgens sowie des Münchner Professors für Statistik und Biometrie Rainer Pelka gezeigt. Man hat 363 Patientinnen und Patienten zwischen 21 und 81 Jahren gründlich untersucht und befragt, zu Beginn der Kur, in der Mitte und am Ende und dann auch wieder drei, sechs und zwölf Monate nach der Kur; auch die Hausärzte wurden einbezogen.

Das seither in vielen Teilbereichen von Medizinwissenschaftlern bestätigte Ergebnis gibt zu denken: Wer eine Kneipp-Kur gemacht hat, wird seltener krank, fehlt seltener am Arbeitsplatz und ist dort leistungsfähiger, zeigt weniger allergische Reaktionen, braucht weniger Medikamente, lässt einen besseren Allgemeinzustand und eine höhere Stresstoleranz erkennen, hat weniger Schmerzen bei Muskel- und

Gelenkerkrankungen, schläft besser und weist seltener funktionelle Durchblutungsstörungen auf. Der Umkehrschluss liegt nahe: Sparen an der Kur bedeutet mehr Ausgaben für Arztbesuche, Medikamente, Krankenhausaufenthalte – und ein Tag in der Klinik, das lässt sich leicht ausrechnen, kostet mindestens so viel wie eine Woche Kneipp-Kur.

Was hätte wohl der Pfarrer Kneipp zu einer Politik gesagt, die marode öffentliche Finanzen auf dem Rücken der Schwachen sanieren will – jener brummige Menschenfreund, der nach eigenem Bekunden nichts gesucht und getan hat, »als wozu mich die eigene Not und das Mitleid mit den Leidenden getrieben hat«?

Ausgewählte Literatur

BÜCHER UND NOTIZEN VON KNEIPP

Sebastian KNEIPP: Erinnerungen aus meinem Leben. In: Kneipp-Blätter 1 (1891), 25–27, 43–45, 57 f ., 74 f., 86 f., 107 f., 118–120, 139–141

–: Meine Wasserkur. Kempten 1886

–: So sollt ihr leben! Kempten 1889

–: Ratgeber für Gesunde und Kranke. Donauwörth 1891

–: Kinderpflege in gesunden und kranken Tagen. Donauwörth 1891

–: Mein Testament für Gesunde und Kranke. Kempten 1894

–: Codizill zu Meinem Testamente für Gesunde und Kranke. Kempten 1896

–: Fritz, der fleißige Landwirt. Ein Büchlein, worin enthalten sind die seit 18 Jahren gemachten Erfahrungen in Verbesserung der Landwirtschaft als einfache Anleitung für jeden Landwirt, der bemüht ist, seinen Betrieb zu verbessern. Kempten 1874

–: Fritz, der eifrige Viehzüchter. Ein Büchlein zur Belehrung zusammengestellt aus den vielfältigen Erfahrungen von Sebastian Kneipp, Beichtvater im Frauenkloster zu Wörishofen. Donauwörth 1875

–: Fritz, der fleißige Futterbauer. Eine auf vieljähriger Erfahrung beruhende Anleitung zur Verbesserung und Pflege der Wiesen, wie auch zum Klee- und Futterbau auf den Äckern, nebst einer vorteilhaften Belehrung über Düngerbereitung. Wörishofen 1875

–: Bienen-Büchlein. Eine einfache Anleitung zur Verbesserung der Bienenzucht in Körben und Kästen, besonders für Anfänger. Kempten 1873

–: Die Kaninchenzucht. Kempten 1874

BÜCHER ÜBER KNEIPP

Anekdoten und geflügelte Worte von Pfarrer Kneipp. Gesammelt von Vera Waibel. Wörishofen ^{5}1897

Alfred BAUMGARTEN: Sebastian Kneipp. Biographische Studie. Berlin 1898

Das neue große Kneippbuch. Handbuch der naturgemäßen Lebens- und Heilweise. Hrsg. von Josef H. Kaiser. München 1964

Ernstes und Heiteres. Eine Sammlung von lustigen Anekdoten, humoristischen Aussprüchen und Redewendungen, sowie beherzigenswerten Winken und Mahnungen des verstorbenen Prälaten Sebastian Kneipp. Zusammengestellt von C. Seck. Wörishofen o. J. (1905)

Festschrift Einhundert Jahre Kneipp-Kurklinik Sebastianeum Bad Wörishofen 1891–1991. Hrsg. von den Raphael-Schwestern. Bad Wörishofen o. J. (1991)

Festschrift zur Hundertjahrfeier Kneipps in Bad Wörishofen 15. 16. 17. Mai 1921. Hrsg. von Alfred Baumgarten u. a. München / Kempten o. J. (1921)

Johann GRUBER: Kneipps Heilerfolge auf brieflichem Wege. Hundert wichtige Krankengeschichten. Brixen 1892

Kneipp-Blätter. Organ des Kneipp-Vereins. (Seit 1892 mit dem Untertitel: Zeitschrift für arzneilose Heilmethode und naturgemäße Lebensweise.) Hrsg. von Ludwig Auer. Donauwörth 1891 ff.

Kneipp-Kalender. Kempten 1891 ff.

Friedrich OERTEL: Pfarrer Seb. Kneipps Kraftnährmittel. Ein Leitfaden für Gesunde und Kranke. O. O. (Kempten) 1891

Joseph OKIC: Sieben Jahre in Wörishofen. Wörishofen 1898

Max (Bonifaz) REILE: Meine Erinnerungen an Hochwürden Herrn Pfarrer Kneipp. Regensburg o. J. (1955; aufgezeichnet 1943)

Alfons vom RHEIN: Das Buch vom Pfarrer Kneipp. Kempten [2]1891

Gerhard RIEDEL: ... meinte Sebastian Kneipp. Ernstes und Heiteres vom Wasserdoktor. Buxheim o. J. (1979)

Eberhard SCHOMBURG: Sebastian Kneipp 1821–1897. Die Lebensgeschichte eines außergewöhnlichen Mannes. Bad Wörishofen [7]1994

Justus VERUS: Vater Kneipp, sein Leben und Wirken. Mit einem Anhange über seine letzten Lebenstage, die Beisetzungsfeierlichkeiten und die Zukunft Wörishofens. Kempten 1897

NATURHEILKUNDE

Die Andere Medizin. »Alternative« Heilmethoden für Sie bewertet. Hrsg. von der Stiftung Warentest in Zusammenarbeit mit dem Verein für Konsumenteninformation, Österreich. Berlin [5]2005

Katrin GOEDSCHE: Prospektive, kontrollierte klinische Studie zum Einfluss serieller Kaltwasserreize (Kneippscher Oberguss) auf die Lungenfunktion, die Immunabwehr und die Befindlichkeit von Patienten mit chronisch obstruktiver Bronchitis (COPD). Dissertation. Jena 2005

Uwe HEYLL: Wasser, Fasten, Luft und Licht. Die Geschichte der Naturheilkunde in Deutschland. Frankfurt/New York 2006

MEDIZINGESCHICHTE

Walter ARTELT/Walter RÜEGG (Hrsg.): Der Arzt und der Kranke in der Gesellschaft des 19. Jahrhunderts. Vorträge eines Symposiums vom 1. bis 3. April 1963 in Frankfurt am Main (Studien zur Medizingeschichte des neunzehnten Jahrhunderts, Band I). Stuttgart 1967

Wolfgang U. ECKART: Geschichte der Medizin. Berlin/Heidelberg/New York [2]1994

Geschichte der Medizin in Schlaglichtern. Hrsg. und bearbeitet von Prof. Heinrich Schipperges in Zusammenarbeit mit Meyers Lexikonredaktion. Mannheim/Wien/Zürich 1990

Robert JÜTTE: Geschichte der Alternativen Medizin. Von der Volksmedizin zu den unkonventionellen Therapien von heute. München 1996

Karl Eduard ROTHSCHUH: Konzepte der Medizin in Vergangenheit und Gegenwart. Stuttgart 1978

Michael STOLBERG: Geschichte der Homöopathie in Bayern (1800–1914). (Quellen und Studien zur Homöopathiegeschichte, hrsg. vom Institut für Geschichte der Medizin der Robert Bosch Stiftung, Band 5). Heidelberg 1999

REGIONALGESCHICHTE

Alfred WEITNAUER: Aus dem weißblauen Schwabenländle. Aufsätze zur Volkskultur Bayrisch-Schwabens. Kempten 1968

Michael VÖLKER/Eberhard J. WORMER: Alltag und Lebenszyklus in Bayerisch-Schwaben. Rekonstruktion ländlichen Lebens nach den Physikatsberichten der Landgerichtsärzte aus den Jahren 1858 bis 1861 (Miscellanea Bavarica Monacensia, Dissertationen zur Bayerischen Landes- und Münchner Stadtgeschichte, hrsg. von Karl Bosl und Richard Bauer, Band 156). München 1991

Bildnachweis

akg-images: 8, 133
Fritz Grebmer: 122
http://commons.wikimedia.org: 85, 95
Interfoto: 63, 118, 127
Kneipp-Museum Bad Wörishofen: 10, 15, 35, 41, 48, 60, 73, 79, 103, 109, 113, 115, 117, 134
Privat: 29, 136
Süddeutsche Zeitung Photo: 86

Umschlagmotive: Vorderseite: Porträtaufnahme Kneipps um 1895 (Foto: akg-images); Rückseite: Kneipp mit Zigarre (Foto: Kneipp-Museum Bad Wörishofen)

Faszinierende Persönlichkeiten entdecken

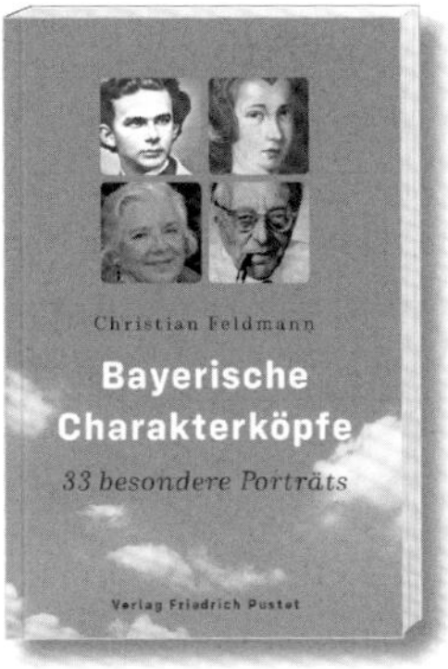

Christian Feldmann

BAYERISCHE CHARAKTERKÖPFE

33 besondere Porträts

280 Seiten, 34 Abb., kartoniert
ISBN 978-3-7917-3276-3
Auch als eBook

33 spannende, nicht selten überraschende, oft herrlich amüsante, manchmal auch schockierende Reportagen aus 1300 Jahren bayerischer Geschichte und Kultur!

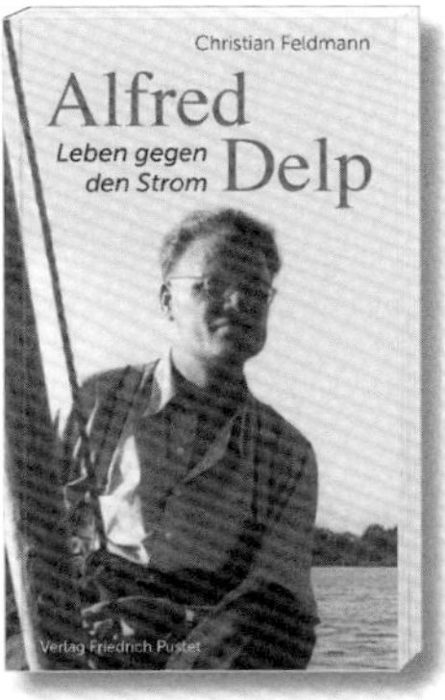

Christian Feldmann

ALFRED DELP

Leben gegen den Strom

144 Seiten, 21 Abb., kartoniert
ISBN 978-3-7917-3382-1
Auch als eBook

Christian Feldmann zeichnet ein spannendes Lebensbild des Priesters, Ordensmannes, Journalisten und Widerstandskämpfers Alfred Delp – angereichert durch dessen Texte sowie Fotografien aus seinem Leben.

VERLAG FRIEDRICH PUSTET

Verlag Friedrich Pustet
Unser komplettes Programm unter:
www.verlag-pustet.de

Tel. 0941 / 92022-0
Fax 0941 / 92022-330
bestellung@pustet.de

Bibliografische Information der Deutschen Nationalbibliothek
Die Deutsche Nationalbibliothek verzeichnet diese Publikation in der Deutschen Nationalbibliografie; detaillierte bibliografische Daten sind im Internet über http://dnb.dnb.de abrufbar.

2., aktualisierte Auflage 2021
© 2012 Verlag Friedrich Pustet, Regensburg
Gutenbergstraße 8 | 93051 Regensburg
Tel. 0941/920220 | verlag@pustet.de

ISBN 978-3-7917-2441-6
Reihen-/Umschlaggestaltung und Layout: Martin Veicht, Regensburg
Satz: Vollnhals Fotosatz, Neustadt a. d. Donau
Druck und Bindung: Friedrich Pustet, Regensburg
Printed in Germany 2021

Unser gesamtes Programm finden Sie im Webshop unter
www.verlag-pustet.de